L'ennéagramme

9 types de personnalité
pour mieux se connaître

Groupe Eyrolles
61, boulevard Saint-Germain
75240 Paris Cedex 05
www.editions-eyrolles.com

Les illustrations de l'ouvrage ont été réalisées par Marion Hérand

Du même auteur
Tournoyeuse (roman), Monediteur, 2006.
Le Chemin de Lune (roman), Monediteur, 2006.
L'ennéagramme envolutif, Éditions Clefs du présent, 2009.

Chez le même éditeur
50 exercices pour mieux communiquer avec les autres, Eyrolles, 2009.

Avec le concours de Carole Bitoun

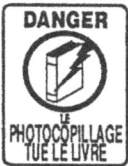

Jean-Philippe VIDAL

L'ennéagramme

9 types de personnalité
pour mieux se connaître

EYROLLES

à Magali

Sommaire

Introduction

Bienvenue !

En ouvrant ce livre, vous partez pour un voyage qui est certainement un des plus captivants qui puisse être : la découverte de vous-même. Entre vos mains, imprimée au fil des pages de cet ouvrage, il y a une clef qui vous permettra de mieux vous comprendre et aussi de mieux comprendre les autres. Vous pourrez l'utiliser dans votre vie de tous les jours. Elle vous ouvrira à plus de tolérance et de diplomatie, à davantage d'écoute et d'harmonie avec votre entourage, qu'il s'agisse d'enfants ou d'adultes. Tel est l'effet qu'a eu sur moi la découverte de cette clef, connue sous le nom d'ennéagramme, et, des années plus tard, telle est l'expérience que je souhaite vous transmettre à travers ce livre comme à travers le cursus de formation au sujet que j'anime régulièrement.

Depuis le premier ouvrage paru sur l'ennéagramme[1] en 1984, une large communauté internationale s'est intéressée à cet outil de compréhension de l'être humain et de ses interactions aux autres. Dans le monde entier, des coachs, des thérapeutes, des consultants qui conseillent de grandes entreprises se sont formés à l'approche. Pourquoi cet engouement ? Tout simplement parce que l'ennéagramme n'est pas une simple typologie des personnalités, statique et figée, mais un système riche et dynamique qui permet de se rencontrer au plus profond de soi. Il décrit neuf visions différentes du monde, et en conséquence neuf manières très différentes d'interagir avec celui-ci. Chacun des neuf styles identifiés a ses dons, ses limitations, ses façons de penser et d'agir. Chaque style privilégie certaines informations et en laisse d'autres de côté, d'une manière inconsciente, se limitant à une version de la réalité bornée par des œillères, structurant ainsi toute la personnalité et le rapport aux autres : la manière de se comporter, la manière de communiquer, les attentes, les sources de motivation...

En fin de compte, plongé dans la lecture de l'introduction, c'est un peu comme si vous aviez une montagne à descendre, et plus vous descendrez la montagne, plus vous deviendrez capable de percevoir la finesse et la

---

1. Beesing, Maria, Nogosek, Robert, O'Leary, Patrick, *L'Ennéagramme, un itinéraire de vie intérieure*, Desclée de Brouwer.

richesse de la grille de lecture que constitue l'ennéagramme, et plus vous pourrez facilement cheminer vers vous-même. Aussi, je vous propose tout de suite d'imaginer que nous chaussions des skis pour dévaler ensemble les pentes de cette montagne. Et comme tout le monde n'a pas forcément le même niveau, le parcours a été soigneusement fléché. Les grands débutants pourront emprunter les chapitres marqués « pistes vertes » qui leur permettront d'avoir une première vision globale du système et leur donneront sûrement envie de refaire une descente en utilisant des pistes plus difficiles comme les « pistes bleues » ou les « pistes rouges ». Les plus experts pourront même s'aventurer sur la « piste noire » du chapitre final. Avant de nous élancer, je vous propose que nous examinions ensemble le plan des pistes et sa légende :

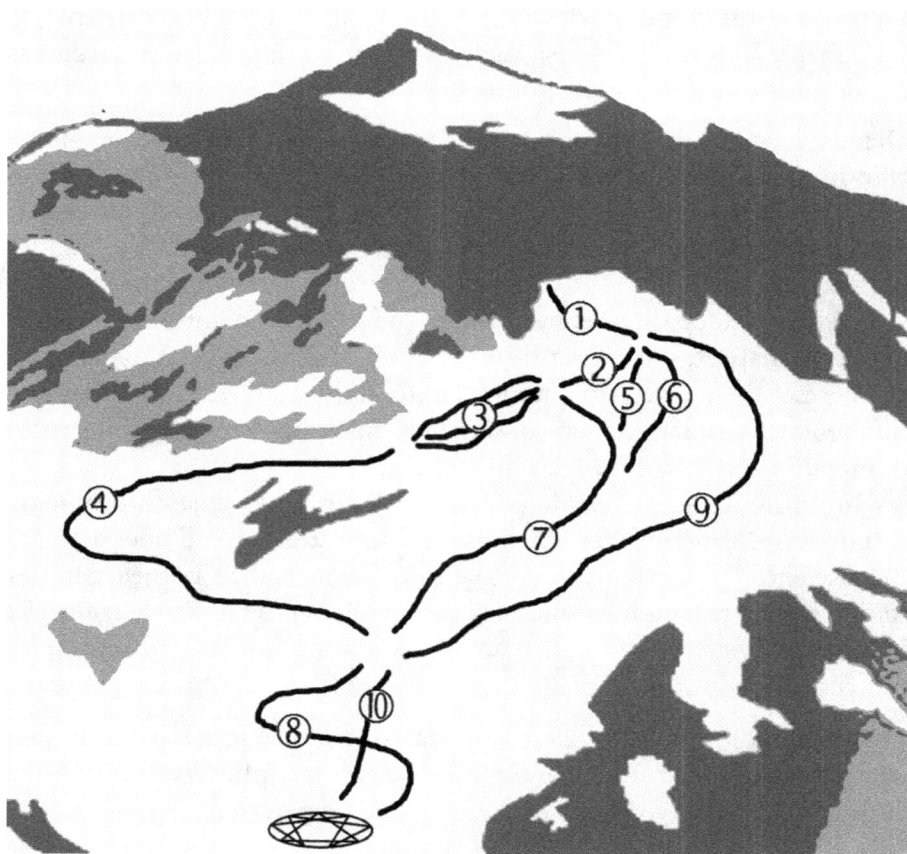

Pistes vertes

Pistes bleues

Pistes rouges

Piste noire

Chapitre 1

Y a-t-il un pilote dans l'avion ?

La rumeur rapporte qu'au fin fond de la jungle amazonienne vivent encore, et peut-être plus pour très longtemps, des tribus qui n'ont eu que peu de contacts avec notre civilisation. Au milieu de celles-ci, il en est une très étrange qui a particulièrement attiré l'attention des anthropologues, c'est la tribu des *Gafotrou*. C'est une tribu de chasseurs, braves et fiers, qui se tiennent toujours très droits. Cela rend d'autant plus étrange et remarquable leur façon de se déplacer. En effet, on peut les voir, chaque matin, partir avec leurs lances à la chasse, en file indienne (file indienne d'Amazonie, bien sûr, à ne pas confondre avec la file nord-américaine qui ne se pratique plus de nos jours que devant les guichets des administrations), l'un derrière l'autre en adoptant une démarche très spéciale. Les pieds sont aussi écartés l'un de l'autre que la longueur de leurs jambes la leurs permet, de sorte que leurs bassins sont relativement proches du sol, posant un saisissant contraste avec leurs bustes bien verticaux. À chaque pas, ils semblent s'assurer de la solidité du sol avant de transférer tout leur poids sur le pied qui a avancé. Deux fois par an, lors des équinoxes, les *Gafotrou* font de grandes fêtes tribales autour d'un grand feu, occasions de danser toute la nuit selon une chorégraphie très particulière : les femmes tapent dans leurs mains, tandis que les hommes, gardant leur position habituelle avec les jambes très écartées, sautent d'un pied sur l'autre en essayant de monter le plus haut possible vers le ciel.

Tout serait pour le mieux dans le meilleur des mondes s'il n'y avait dans le voisinage, au troisième figuier géant en tournant à gauche, une autre tribu, très différente, la tribu des *Aïelatête* !

On repère très facilement un groupe de chasseurs *aïelatête* dans la forêt, en dehors du dessin caractéristique de leurs tatouages, au fait qu'ils ne se déplacent que voûtés, de sorte que le haut de leur corps semble presque faire un angle droit avec leurs jambes. Ainsi, vous ne verrez jamais l'un de ces chasseurs si vous regardez à plus d'un mètre cinquante au-dessus du sol. Chaque équinoxe, cette tribu organise également de grandes festivités autour d'un feu, et c'est le prétexte à de grandes danses. Les hommes jouent du tambour tandis que les femmes tournent sur elles-mêmes en sautillant et en martelant le sol de leurs pieds, le buste toujours à l'horizontale.

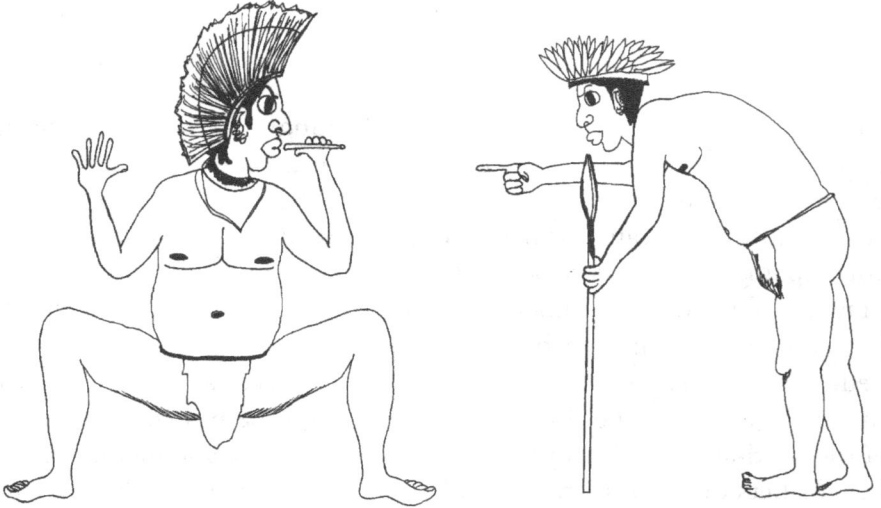

Eh bien, imaginez-vous que, deux fois par an, aux équinoxes, les deux tribus, depuis des générations et des générations, se livrent des guerres terribles !

Devant un tel gâchis, des ethnologues se sont mis en devoir de comprendre le problème. Après de longues recherches, ils ont fini par trouver. Ainsi, dans la mythologie des *Gafotrou*, l'ancêtre primordial *Houdoulala* eut un frère qui fut, un jour, précipité dans les profondeurs infernales en marchant sur un endroit du sol qui n'avait pas plus d'épaisseur qu'un papier à cigarette. De cette légende, les *Gafotrou* ont développé la croyance selon laquelle il existe des endroits du sol très fins, susceptibles de céder sous leur poids et d'avoir pour eux de funestes conséquences. Devant la peur générée par cette croyance, ils ont donc cherché à éviter à tout prix de mettre tout leur poids au même endroit lors de leurs déplacements. Pour cette raison, ils ont mis au point cette façon de marcher si particulière qui leur permet de ne pas prendre de risque, la déclinant ensuite dans leur façon de danser.

Chez les *Aïelatête* la mythologie est différente. Celle-ci proclame l'existence d'esprits de la nature qui volent à peu près à un mètre cinquante au-dessus du sol. Qu'un esprit vous touche et vous êtes foudroyé sur-le-champ. Face à cette croyance et à la peur d'être foudroyé, ils ont donc développé une façon de marcher et de danser qui leur évite de dépasser la limite fatidique d'un mètre cinquante.

Sachant cela, vous pouvez facilement comprendre pourquoi les danses au cours desquelles on essaye de s'élever le plus haut possible vers le ciel peuvent être sacrilèges pour des *Aïelatête*. Et combien les danses durant lesquelles on piétine et martèle violemment le sol peuvent être hérétiques pour des *Gafotrou*. Les guerres bisannuelles en étaient la conséquence…

Avec beaucoup de soin et de patience, les ethnologues ont expliqué ces principes aux deux tribus. Depuis, elles témoignent l'une envers l'autre de davantage de tolérance et de respect. Les guerres aux équinoxes ont cessé et quelques mariages mixtes se sont conclus. Le seul problème irrésolu reste la question de la manière de désigner les enfants nés de ces unions. On ne sait pas encore si on les appellera des *Aïeautrou* ou des *Gafalatête*…

Cette histoire humoristique illustre toute la logique de l'ennéagramme. En effet, nous sommes tous, de par nos histoires de vie, porteurs de croyances infondées sur lesquelles se basent des peurs. Pour les pallier, nous mettons en place des mécanismes de défense destinés à garantir que les conditions permettant de vérifier ces croyances ne se produisent pas. Nous entrons alors dans des comportements qui nous sont dictés par ces peurs. L'ennéagramme étudie une catégorie particulière de ce phénomène : nos peurs inconscientes. Celles-ci sont d'autant plus puissantes à conditionner nos comportements que nous n'avons pas conscience que nous faisons certaines choses sous le poids de telles contraintes. En démontant les mécanismes associés, l'ennéagramme rend conscient ce qui était inconscient. Il permet du coup d'introduire du choix là où il n'y en avait pas.

L'ennéagramme met en évidence neuf grandes peurs. Pour ne pas les rencontrer nous adoptons des comportements d'évitement plus ou moins stéréotypés :
• éviter les erreurs ;
• éviter de reconnaître nos propres besoins ;
• éviter les échecs ;
• éviter la banalité ;
• éviter de nous sentir vide à l'intérieur ;
• éviter d'être rejeté du groupe ;
• éviter la souffrance ;

- éviter la faiblesse ;
- éviter les conflits.

En même temps, dans certaines situations, ces comportements peuvent se révéler tout à fait adéquats. Par exemple, il est parfois bon d'éviter d'entrer en conflit, et parfois cela peut s'avérer nécessaire. Mais c'est le fait d'éviter, *en toute circonstance,* d'entrer en conflit qui devient limitant.

Tout se passe comme si nous disposions dans la vie d'un jeu de neuf cartes entre les mains – chacune des cartes étant la mieux adaptée à une situation donnée – et que nous ayons pris l'habitude de jouer certaines cartes plus que d'autres. Dans certaines circonstances, celles-ci se révéleront adéquates ; dans d'autres, elles deviendront limitantes. Tout l'enjeu d'un travail avec l'ennéagramme est d'apprendre à jouer autant que possible avec l'intégralité de notre jeu. La mise en conscience des neuf mécanismes qu'il décrit, de leurs forces et de leurs limites, doit nous permettre d'y parvenir. L'objectif est d'introduire plus de choix et de liberté dans nos comportements, pour ne plus être pris dans des carcans qui, bien que protecteurs, sont également, par moments, étouffants. Car si nous avons développé une expertise dans un des mécanismes que nous allons à présent étudier, c'est qu'il a su nous protéger des blessures de la vie et qu'il nous protégera encore. En mettant en évidence le fait que nous ne jouons pas de manière équilibrée les neuf cartes de notre jeu, le but de l'ennéagramme n'est pas de nous débarrasser des cartes trop jouées jusqu'ici, mais de rééquilibrer notre manière de voir les choses. Il s'agit de redevenir « *maître du je* » pour ne plus être l'esclave d'une tactique éprouvée.

Habituellement, l'ennéagramme identifie les mécanismes qu'il étudie par des numéros allant de 1 à 9. On entend alors souvent parler de profil. Dire de quelqu'un qu'il est dans le profil 3, par exemple, est un abus de langage. C'est un raccourci pour signifier qu'il a une tendance très marquée à jouer, dans de nombreuses circonstances, la carte n° 3. Il lui arrivera aussi, bien sûr, de jouer les autres cartes, et plus il évoluera, plus il sera en mesure de profiter, en conscience, de l'intégralité de son jeu en fonction des circonstances. Tout « test de profil » ennéagramme sérieux devrait d'ailleurs soit préciser que le résultat donne votre profil majoritaire, mais que vous ne vous réduisez pas à cela, soit proposer un pourcentage de répartition par mécanisme.

Dans la découverte de l'ennéagramme, il y a une bonne et une mauvaise nouvelle. La mauvaise, c'est que vous allez découvrir des mécanismes conditionnés, des automatismes, dont vous êtes tributaire, et que beaucoup de vos comportements passés s'éclairent par la découverte de ces mécanismes. L'orgueil en prend un coup, en général. La bonne nouvelle, c'est qu'il s'agit de mécanismes conditionnés. Vous êtes bien plus que cela et vous pouvez donc les remettre à leur juste place. Le chemin de la découverte de soi, libre d'exprimer qui vous êtes vraiment en toute circonstance, s'ouvre alors devant vous. Je vous propose de nous y engager ensemble…

Résumons-nous

Nous sommes tous porteurs de peurs inconscientes qui nous poussent à adopter des comportements visant à éviter de rencontrer ces peurs. Chaque fois que nous sommes dans l'évitement inconscient d'une peur, nous agissons sous l'emprise d'une compulsion qui vise à éviter à tout prix, au choix :
— les erreurs ;
— de reconnaître nos propres besoins ;
— les échecs ;
— la banalité ;
— de nous sentir vide à l'intérieur ;
— d'être rejeté du groupe ;
— la souffrance ;
— la faiblesse ;
— les conflits.

De tels évitements ne sont pas mauvais en soi. Ils peuvent constituer la meilleure attitude possible face à une situation donnée. Ce qui pose problème, c'est que nous choisissions inconsciemment de mettre en œuvre, de manière privilégiée, certains des mécanismes associés à ces compulsions dans des contextes qui ne sont pas appropriés, créant ainsi un profil de comportement stéréotypé.

L'approche de l'ennéagramme vise à révéler à la conscience le jeu complet des neuf mécanismes possibles de réaction face aux sollicitations de l'environnement. Nous deviendrons ainsi capables de choisir en conscience, en toute situation, le comportement le plus approprié au lieu de rester dans une zone de confort qui nous place en « pilote automatique ».

Chapitre 2

Les trois centres de fonctionnement de l'être humain

Selon la théorie du cerveau triunique de Paul MacLean (1962)[1], notre boîte crânienne contiendrait trois « cerveaux » qui se sont superposés les uns sur les autres, au rythme de l'évolution de la vie sur terre.

Le plus archaïque est le cerveau reptilien. Il gère les comportements instinctifs que nous partageons avec nos ancêtres à sang froid.

Au-dessus de cette partie, on trouve le système limbique propre aux mammifères et qui nous relie à nos émotions.

La structure la plus récente est le néocortex. Elle est particulière à l'être humain qui a la capacité de penser.

La sagesse populaire avait pressenti cette découverte depuis bien longtemps en utilisant, pour caractériser une personne, des expressions comme :
• il est « dans ses tripes » ;
• ou bien « dans son cœur » ;
• ou bien encore « dans sa tête ».

Nous sommes en effet à la fois des êtres d'instinct, d'émotion et de pensée.

Sur cette base, l'ennéagramme nous propose de distinguer trois « centres » qui devraient fonctionner de concert à l'intérieur de nous, avec leurs préoccupations et leurs missions respectives.

---

1. MacLean, Paul, *Les Trois Cerveaux de l'homme*, Robert Laffont, 1990.

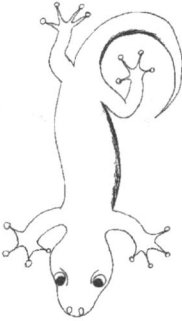

Le centre instinctif est conçu pour répondre de manière appropriée aux situations de la vie qui mettraient en péril notre sécurité ou notre survie. Il fonctionne par la réactivation rapide de réflexes conditionnés et pour cela s'appuie sur une bonne « mémoire ». Il est donc porteur d'un lien au **passé**. Siège de l'énergie, il permet la créativité dans l'action, la spontanéité et la coordination physique. La mobilisation de l'énergie qui va permettre d'initier le mouvement prend, au niveau du centre instinctif, une forme particulière : la colère. Non pas forcément de celle qui balaie tout sur son passage, mais de celle qui jaillit, telle une éruption volcanique.

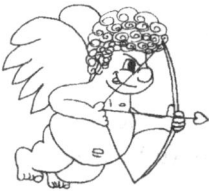

Le centre émotionnel, quant à lui, place la relation avec les autres au cœur de la vie. Et c'est bien ici de « cœur » dont il est question. Avec lui, il s'agit de ressentir. Il est le lieu des émotions et de l'affectivité, le moteur des désirs et des mises en relation. Chaque seconde, nos émotions changent. Il fonctionne donc dans l'instant **présent**. Et dans cet « ici et maintenant » où tout varie en permanence, il pose la question de ce qui ne change pas, de notre **identité** : « Qui suis-je ? »

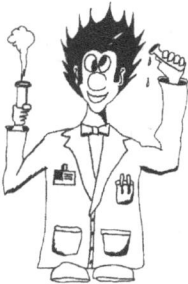

Le centre mental, enfin, est là pour penser et réfléchir. Il recherche des informations et rationalise notre existence afin de lui donner un sens, par le biais de la logique, du raisonnement et de l'imagination créatrice. Étudiant les possibilités et les perspectives, il s'oriente vers le **futur**. Mais comme le futur est toujours inconnu et imprévisible, il est en permanence touché par la **peur**.

Ainsi, face aux divers événements de la vie, chaque centre sera plus ou moins adapté et il y aura toujours un centre préférable pour gérer la situation à laquelle vous serez confronté. En effet, si vous jouez aux échecs, le mieux est probablement de laisser faire le centre mental. Par contre, au beau milieu d'une catastrophe, quand il faut agir vite et juste, le centre instinctif sera votre meilleur allié.

Malheureusement, nous avons tous tendance à privilégier un centre au détriment d'un autre, créant ainsi un déséquilibre qui ouvre la porte à des fonctionnements stéréotypés. Nous aurons donc tendance à utiliser de manière excessive notre centre préféré, même dans des situations inadaptées, et à ne pas faire appel au centre le plus délaissé alors que parfois, c'est grâce à lui que nous serions les plus efficaces.

Cette hiérarchie des centres est propre à chaque individu et ne présage en rien des capacités relatives d'un individu à l'autre. Ainsi, un individu A ayant une prédominance mentale n'aura pas forcément un QI plus élevé qu'un individu B à prédominance instinctive, même si son centre mental est le moins développé de ses trois centres. Pour peu qu'on considère le QI comme un facteur suffisamment corrélé au développement du centre mental pour servir de point de repère – ce qui n'est pas forcément établi –, notre individu A peut ainsi très bien avoir un QI de 100 et notre individu B un QI de 130…

Cette hiérarchie des centres induit l'utilisation de son centre préféré en situation de stress, de manière spontanée. Ainsi, supposons que vous soyez le témoin d'une agression sur le trottoir d'en face. Si votre centre instinctif est le plus développé, il est vraisemblable que votre première réaction sera de vous mettre en mouvement pour attaquer ou pour fuir. Si votre priorité va au centre émotionnel, la première chose qui vous arrivera sera d'être envahi par une émotion. Et si le mental domine, vous regarderez la scène avec un certain recul en vous disant intérieurement : « Qu'est-ce qui est en train de se passer, là ? » Bien entendu, votre attitude n'augure en rien ce que vous déciderez de faire ensuite, mais le premier réflexe aura été là. En situation de stress, nous devenons donc, sauf à faire le travail de conscience nécessaire, moins libres de nos choix. Nous passons facilement sous l'emprise de comportements stéréotypés.

Si, à la question du centre utilisé en priorité, on ajoute une considération du type : « Quelle est la direction de préoccupation de la personne », nous parvenons à une combinaison de trois centres multipliée par trois directions de préoccupation possibles, soit neuf possibilités. Celles-ci correspondent aux neuf mécanismes décrits par l'ennéagramme et qui seront détaillés dans le chapitre suivant.

Les trois directions de préoccupation possibles sont :
- **vers l'extérieur** : nous percevons les problèmes comme étant à l'extérieur de nous-mêmes. De ce fait, nous consacrons notre temps et notre énergie à ce qui existe en dehors de nous ;

- **vers l'intérieur** : c'est le contraire, nous percevons les problèmes comme venant de l'intérieur ;
- **mixte** : nous tentons de maintenir l'équilibre entre une attention vers l'intérieur et une attention vers l'extérieur.

INSTINCTIF
Agir

COLÈRE

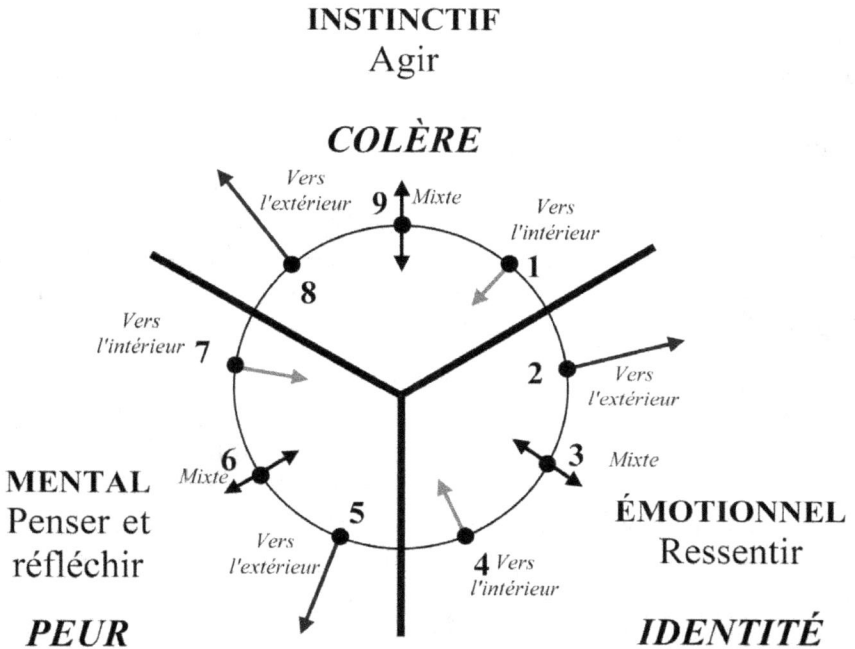

Graphiquement, on représentera les trois centres en divisant en trois un cercle et on posera trois points dans chaque secteur ainsi défini, un pour chaque direction de préoccupation possible. On numérotera alors les points de 1 à 9 selon une convention qui apparaît sur le schéma qui précède.

Ce principe étant posé, nous pouvons à présent décrire les neuf mécanismes en les replaçant sur leurs fondations.

Résumons-nous

Nous disposons de trois centres :
– un centre instinctif qui garantit notre survie et nous sert à agir. Il est porteur d'une problématique de colère ;
– un centre émotionnel qui nous sert à nous relier aux autres et à nous-mêmes. Il est porteur d'une problématique d'identité ;
– un centre mental qui nous sert à comprendre, réfléchir et planifier. Il est porteur d'une problématique de peur.

Chacun de nous a établi une hiérarchie de ces centres qui lui est propre. Nous avons développé un centre en particulier que nous avons placé au sommet tout en reléguant « à la traîne » un autre centre. Entre les deux se situe un centre intermédiaire. En situation de fort stress, nous aurons tendance à nous rabattre sur ce que nous faisons le mieux et à utiliser à l'excès, et pas toujours à bon escient, notre centre le plus développé.

Chapitre 3

Les neuf mécanismes compulsifs

Les neuf mécanismes que nous allons à présent décrire se fondent toujours sur le même principe : l'utilisation d'un des trois centres avec une orientation donnée – vers l'extérieur, vers l'intérieur ou mixte – va générer une croyance inconsciente et une peur associée. Une compulsion, stratégie inconsciente d'évitement à tout prix de certaines situations dans lesquelles cette peur pourrait être rencontrée, se mettra alors en place, source de comportements stéréotypés.

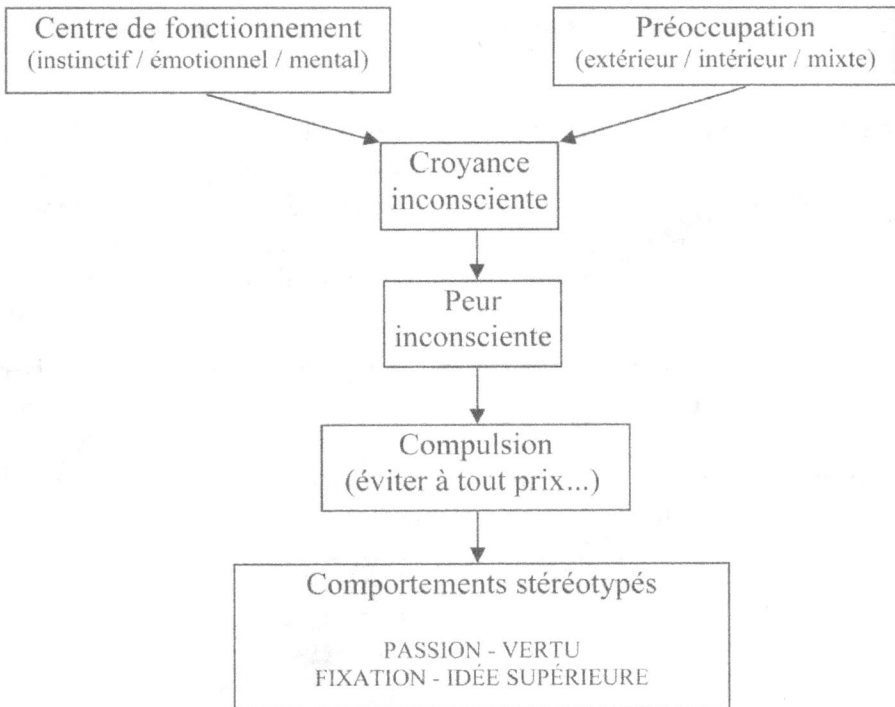

```
┌────────────────────────────┐        ┌────────────────────────────┐
│ Centre de fonctionnement   │        │      Préoccupation         │
│ (instinctif / émotionnel / │        │ (extérieur / intérieur /   │
│         mental)            │        │          mixte)            │
└────────────────────────────┘        └────────────────────────────┘
                    ╲                    ╱
                 ┌──────────────────┐
                 │    Croyance      │
                 │   inconsciente   │
                 └──────────────────┘
                          │
                 ┌──────────────────┐
                 │      Peur        │
                 │   inconsciente   │
                 └──────────────────┘
                          │
                 ┌──────────────────┐
                 │   Compulsion     │
                 │ (éviter à tout   │
                 │     prix...)     │
                 └──────────────────┘
                          │
          ┌──────────────────────────────────┐
          │   Comportements stéréotypés      │
          │                                  │
          │      PASSION - VERTU             │
          │  FIXATION - IDÉE SUPÉRIEURE      │
          └──────────────────────────────────┘
```

Plus une compulsion est présente et « pilote » l'individu, moins il est libre de ses choix et plus il va vers des comportements prévisibles qui peuvent devenir de plus en plus dysfonctionnels, jusqu'à tomber dans une pathologie. Ce processus progressif de « descente aux enfers » est appelé *désintégration*. Par contre, plus la compulsion est mise en conscience et maîtrisée, plus l'individu redevient libre de ses choix. En gardant néanmoins les avantages acquis par des années de « pratique » de sa compulsion, le sujet dispose d'un réel « savoir-faire » dans certaines situations. Ce processus de libération et de conscience est appelé *intégration*. Une compulsion génère des travers de personnalité de plus en plus marqués, quand le niveau de désintégration d'un individu augmente. Sur le plan émotionnel, on parlera de *passion*. Il est d'ailleurs à noter que, parmi les neuf passions dégagées par l'ennéagramme, sept correspondent aux péchés capitaux mis en lumière par les « Pères du désert » aux premiers siècles de notre ère[1]. En revanche, plus l'individu s'intègre, plus il accède au pendant positif de son mode de fonctionnement, le revers de la médaille qu'on appelle alors *vertu*. Sur le plan mental, on parlera de *fixation*. Son pendant positif, quand l'individu s'intègre, sera appelé *idée supérieure*.

Au fil d'une journée, nous ne sommes pas toujours soumis de la même manière à nos compulsions. Par exemple, il se peut que le matin, nous levant de bonne humeur, nous soyons relativement bien « intégrés ». Par la suite, il peut suffire d'une mauvaise nouvelle pour nous plonger dans une situation de stress. Nous nous désintégrons alors un peu. Puis, peut-être qu'une bonne nouvelle pourra nous faire à nouveau grimper à un niveau d'intégration supérieur même à celui de notre réveil. Le niveau de désintégration peut ainsi fluctuer au fil de la journée.

Les grands principes étant donnés, examinons à présent ces neuf mécanismes de plus près. Pour chacun d'eux, je vous invite à comptabiliser le nombre d'affirmations clés qui vous correspondent (il y en a neuf proposées pour chaque mécanisme). Vous pourrez ainsi, à la fin de votre lecture des différentes descriptions de profils, dresser un bilan personnel en utilisant la grille de synthèse de la page 61.

---

1. Leloup, Jean-Yves, *Introduction aux « vrais » philosophes*, Albin Michel.

MÉCANISME N° 1

Perfectionnisme

« On ne remarque jamais ce qui a été fait,
on voit seulement ce qui reste à faire. »
Marie Curie

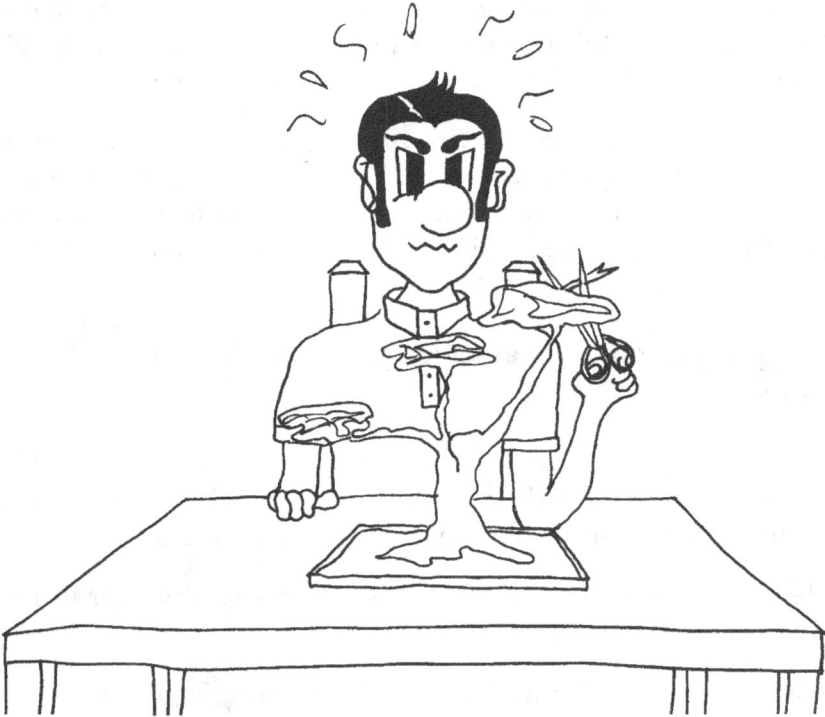

Éviter à tout prix
de commettre des erreurs

Dans ce mécanisme, c'est le centre instinctif qui intervient face à la situation rencontrée. Sa préoccupation est tournée vers l'intérieur, vers ce qui ne pourrait pas aller en soi.

Au niveau instinctif, il s'agit de survivre et toute erreur peut être fatale, à l'image de la sauterelle qui échappe à la langue du caméléon. Elle y parvient parce que son réflexe est parfaitement réglé, à la fraction de seconde près. En se retournant vers nous-mêmes, le centre instinctif génère donc la croyance qu'il est vital, pour nous, de ne pas faire de faute.

En tant qu'être humain vivant en société, la peur associée sera alors celle d'être mauvais, « défectueux » ou immoral. Du coup, la compulsion activée sera celle d'éviter à tout prix de commettre des erreurs.

Il en découle des comportements de perfectionnisme, fixation associée à ce mécanisme marqué par un souci de rigueur personnelle au service de valeurs élevées (elles sont élevées en référence au groupe social d'appartenance de celui qui manifeste ce mécanisme, donc très relatives).

9 comportements clés associés au souci d'éviter à tout prix les erreurs :

✓ Je m'implique dans ce que je fais et je travaille dur, consciencieusement, avec sérieux et de manière ordonnée. D'ailleurs, il est difficile pour moi de m'amuser tant que le travail n'est pas terminé.

✓ Je ne suis jamais totalement satisfait de mes résultats car ils restent toujours perfectibles.

✓ Face à quelqu'un qui réfléchit trop longtemps, je prends l'initiative et j'agis : c'est plus fort que moi.

✓ « Il faut » ou « on doit » sont des expressions fréquentes chez moi.

✓ Je peux me montrer critique et inflexible et j'ai tendance à juger les autres, comme moi-même. J'ai d'ailleurs une petite voix intérieure qui critique en permanence. Je suis du coup très sensible au jugement d'autrui et je peux manifester un comportement très différent selon que je me retrouve dans une situation où l'on pourrait me juger ou non.

✓ Je suis souvent en colère contre moi-même.

✓ En couple, je cherche à obtenir une relation aussi parfaite que possible. J'attends que mon partenaire se conforme à une image idéale. Mes propres imperfections m'angoissent et je suis en quête de l'action juste qui, à chaque instant, fera de moi le partenaire idéal.

✓ Je veux être quelqu'un de bien, de moral, de juste. Dans cette optique, je contrôle mes désirs et mes émotions, justifiant ma colère si par malheur elle s'exprime.

✓ Je manque de tolérance et ressens rapidement une forte colère intérieure si les autres n'agissent pas comme ils le devraient. Je tente de la contenir, mais elle s'exprime dans mes attitudes et mimiques (serrements de mâchoires, airs exaspérés…).

Vous pouvez évaluer combien de comportements vous correspondent parmi les neuf qui viennent d'être évoqués et reporter le résultat dans la grille d'analyse de la page 61.

À travers ces comportements caractéristiques, on aura compris que la passion associée au perfectionnisme, c'est la colère. Elle correspond, justement, à la forme naturelle d'expression du centre instinctif. On se retrouve donc ici porté par une énergie de colère qui, se tournant vers l'intérieur, génère un souci de ne pas commettre d'erreur et pose une perspective dans laquelle la colère est peut-être la pire des erreurs !

À ce titre, on observera qu'une personne qui est soumise à ce mécanisme manifeste une tendance marquée à la formation réactionnelle, qui se définit comme un mécanisme de défense inconscient consistant à intercepter une émotion inacceptable et à l'exprimer de manière différente ou même opposée.

Concrètement, supposons que je sois dans ma voiture à attendre depuis cinq minutes une place de parking et qu'au moment où elle se libère un indélicat me passe sous le nez pour prendre cette place. Si, à cet instant, une forte colère monte en moi et qu'elle s'exprime finalement par un sourire adressé à la cible de mon courroux, c'est que je viens de faire une formation réactionnelle.

Les individus qui manifestent majoritairement ce mécanisme sont donc pris entre le marteau et l'enclume, entre leur colère qui voudrait s'exprimer et une interdiction morale de le faire.

Cette contradiction crée d'ailleurs de fortes tensions au niveau du cou, des épaules et des mâchoires.

Aussi, une bonne façon de lutter corporellement contre ce mécanisme est-elle de relâcher volontairement les tensions existantes en ces endroits du corps.

En maîtrisant consciemment ce mécanisme, c'est-à-dire en s'intégrant, on accède au contrepoint positif de la colère : la patience (sa vertu) qui fait si souvent défaut dans les situations de stress (désintégration).

Grâce à l'intégration, on passe du « perfectionnisme », fixation associée au mécanisme, à son idée supérieure, la « perfection ». Le perfectionnisme, c'est un souci exagéré de perfection qui ne tient pas compte des contingences de la réalité, et s'inscrit dans une perspective idéale. En utilisant le terme de *perfection*, nous qualifierons une attitude visant à obtenir le meilleur compromis possible entre un idéal absolu et la réalité, et qui de ce fait peut avoir une existence tangible dans la réalité.

Résumons-nous

Le mécanisme n° 1, « Perfectionnisme », nous entraîne à éviter à tout prix de **commettre des erreurs**, dont la pire serait peut-être de se mettre en colère, alors même que cette colère est intimement associée à ce mode de fonctionnement. Le système de défense privilégié est la *formation réactionnelle*.

Idée supérieure   *Vertu*

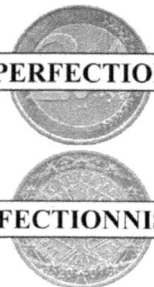 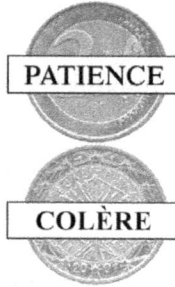

PERFECTION   PATIENCE

PERFECTIONNISME   COLÈRE

Fixation   *Passion*

MÉCANISME N° 2

Aide aux autres

« Vous avez des mains pour servir
et un cœur pour aimer. »
Mère Teresa

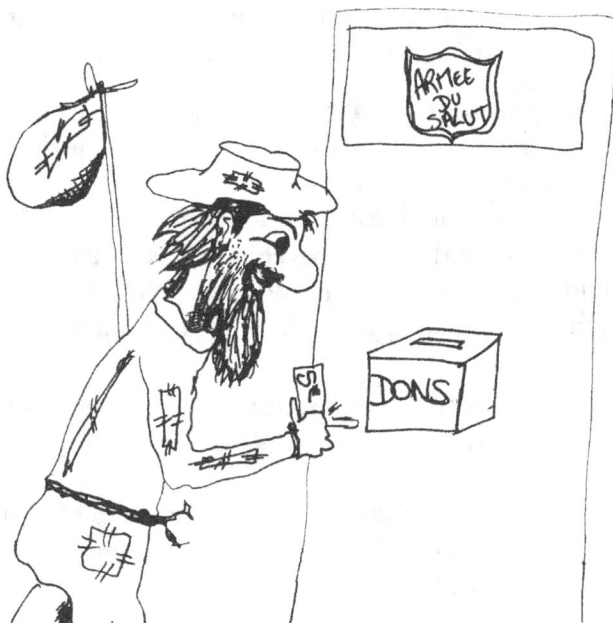

Éviter à tout prix
de reconnaître ses propres besoins

Dans ce mécanisme, c'est le centre émotionnel qui intervient. Sa préoccupation est tournée vers l'extérieur, vers ce qui pourrait ne pas aller en dehors de nous.

Comme il s'agit d'émotionnel, le problème potentiel serait de ne pas être aimé si ce qu'il faut pour le mériter n'est pas fait. La croyance générée est donc que l'amour est une marchandise : pour en recevoir, il faut en donner. La peur associé est dès lors d'être indigne d'amour. Il s'agit alors de s'assurer qu'on en donne suffisamment pour garantir d'en recevoir en retour. Et le meilleur moyen d'être dans une position de donneur est bien d'éviter à tout prix de reconnaître ses propres besoins.

Une personne soumise à ce mécanisme a ainsi tendance à éviter les comportements et l'expression de sentiments qui pourraient rencontrer la désapprobation des autres. Elle se montrera altruiste, en apparence, car en réalité elle n'est pas totalement désintéressée. Elle attend inconsciemment d'être « payée » en échange. Il est fréquent alors d'entendre de sa bouche à un moment ou à un autre, si aucun retour ne vient, une phrase du type : « Avec tout ce que j'ai fait pour eux... »

9 comportements clés associés au souci d'éviter à tout prix de reconnaître ses besoins :

✓ Je suis serviable et chaleureux. Je veux aider les autres (aide directe, conseils, informations, utilisation de mon réseau relationnel) et souffre de rester seul et inactif.

✓ Je suis fier de ce que je fais pour les autres et de n'avoir quant à moi pas besoin d'aide.

✓ Je prends mes décisions plutôt sur la base de mes émotions.

✓ Je cherche à plaire et je sais flatter et m'adapter à chacun. Je peux même présenter une identité différente en fonction de mes interlocuteurs.

✓ Je sens parfois que mon indépendance est remise en cause par la nécessité d'aider les autres, ce qui m'énerve intérieurement.

✓ Je ne cherche pas forcément l'avant de la scène et peux facilement jouer les assistants auprès de quelqu'un d'important.

✓ Je trouve que les autres ne sont pas assez reconnaissants pour ce que je fais pour eux.

✓ Je peux sans préavis cesser d'apporter mon aide à quelqu'un qui ne sait pas en profiter.

✓ Je suis de nature jalouse.

Vous pouvez évaluer combien de comportements vous correspondent parmi les neuf qui viennent d'être évoqués et reporter le résultat dans la grille d'analyse de la page 61.

On peut reconnaître ceux qui adoptent majoritairement un tel mécanisme à leur respiration haute, au niveau de la poitrine, pour faciliter la parole, vecteur d'entrée en contact avec l'autre. Très empathiques, à l'écoute des autres, ces personnes peuvent limiter ou même suspendre leur respiration en attendant les réponses de leurs interlocuteurs.

Une bonne façon de lutter corporellement contre ce mécanisme est de faire descendre la respiration. En respirant avec le ventre, on facilite l'entrée en contact avec ses propres besoins.

Ces comportements caractéristiques révèlent, vous l'aurez compris, la passion qui y est associée : l'orgueil. En maîtrisant consciemment ce mécanisme, c'est-à-dire en s'intégrant, on accède à son contrepoint positif : l'humilité (sa vertu) qui fait si souvent défaut dans les circonstances de désintégration (comme sous stress).

Au niveau de la fixation mentale, ce type de fonctionnement génère une tendance marquée à la flatterie, à moins que l'interlocuteur visé ne soit pas jugé apte à fournir le retour espéré, auquel cas il pourra expérimenter le dédain de celui qui, inconsciemment, n'agit que pour recevoir un retour. En s'intégrant, la notion de liberté (son idée supérieure) prendra corps à travers la capacité à tenir compte de ses besoins et à savoir répondre « non » à une demande, sans se préoccuper des conséquences de ce refus sur son image.

Résumons-nous

Le mécanisme n° 2, « Aide aux autres », nous entraîne à éviter à tout prix de **reconnaître nos propres besoins** en nous consacrant entièrement à la satisfaction des besoins de l'autre. Le système de défense privilégié est la **répression** de ses besoins.

Idée supérieure　　　　　　　　　　　　　　　*Vertu*

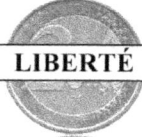 LIBERTÉ　　　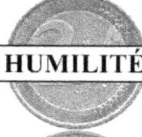 HUMILITÉ

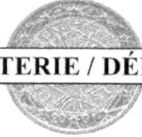 FLATTERIE / DÉDAIN　　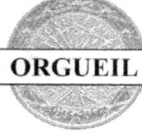 ORGUEIL

Fixation　　　　　　　　　　　　　　　　　　　*Passion*

MÉCANISME N° 3
Quête de victoire

« L'esclave n'a qu'un maître ;
l'ambitieux en a autant
qu'il y a de gens utiles à sa fortune. »
La Bruyère

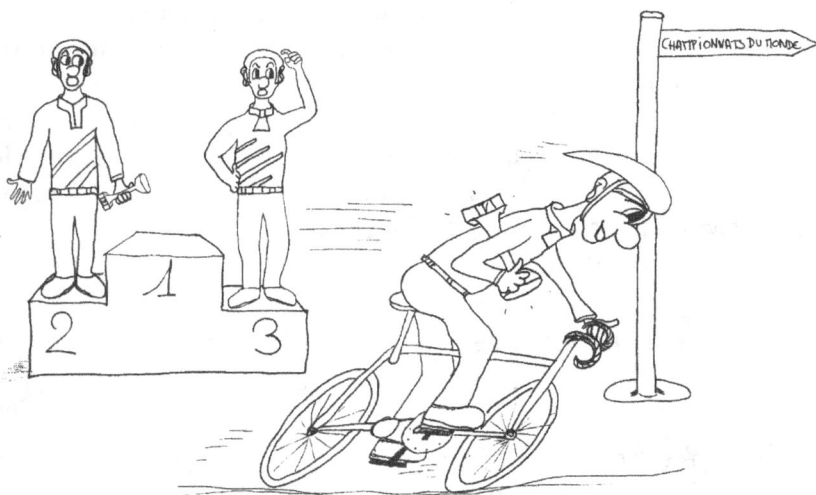

Éviter à tout prix les échecs

Dans ce mécanisme, c'est le centre émotionnel qui intervient. En voulant gérer à la fois le monde extérieur et son monde intérieur, la personne qui affiche ce type de comportement cherche inconsciemment à « trop en faire ». Du coup, elle ne parvient ni à développer des relations vraiment profondes avec les autres ni avec elle-même.

La croyance d'un tel sujet est que le monde nous récompense pour ce qu'on fait et non pour ce qu'on est. En fondant sa valeur sur ses seules réalisations, sa peur est donc de ne pas avoir de valeur intrinsèque. Il devient primordial pour lui d'éviter les échecs.

Il en découle des comportements de battant. Sa préoccupation principale est de s'élever sans cesse : un succès n'étant que l'occasion de mettre la barre plus haut. On se retrouve face à des personnes très actives en quête d'un but à atteindre, quand ce n'est pas plusieurs en même temps. Gagner devient parfois tellement important qu'il n'y a plus de place pour une vie privée. Il s'agit pour elles d'être efficaces, organisées, hyperactives. Leur agenda est toujours bien rempli car les espaces vides ont quelque chose d'angoissant.

9 comportements clés associés au souci d'éviter à tout prix les échecs :

✓ Je suis très actif, j'ai toujours de multiples occupations que je mène en parallèle. J'ai toujours un objectif à atteindre.

✓ La connaissance des critères qui permettront aux autres d'évaluer si ce que j'accomplis sera considéré comme un succès est d'une très grande importance pour moi.

✓ Je n'aime pas les trop longs projets car ils comportent une composante de risque que je souhaite minimiser en toute circonstance.

✓ J'accepte très mal que le comportement d'un autre puisse mettre en danger mon succès.

✓ J'ai difficilement accès à mes sentiments. J'éprouve des difficultés à savoir qui je suis. Je m'identifie à ce que je produis et exprime des sentiments adaptés à mes projets.

✓ Je suis doué pour argumenter et convaincre. Séducteur, beau parleur, la première chose que je vends, c'est moi-même.

✓ J'apprécie que les autres partagent mon optimisme et mon implication.

✓ Jouant un rôle adapté en toute circonstance, tel un caméléon, je sais répondre aux attentes dans une situation donnée.

✓ Avec un partenaire de vie, je montre mon amour à travers le travail que je fournis pour le bien du couple.

Vous pouvez évaluer combien de comportements vous correspondent parmi les neuf qui viennent d'être évoqués et reporter le résultat dans la grille d'analyse de la page 61.

La mise en œuvre de ce mécanisme conduit en général à tout canaliser dans l'action, la productivité et les résultats, au détriment des sentiments. Cette tendance au surmenage peut rendre les sujets plus vulnérables aux crises cardiaques précoces ou à un affaiblissement du système immunitaire. Ils auront tout intérêt à ralentir leur rythme d'activité et à laisser leurs émotions monter à la surface.

À travers ces comportements caractéristiques, on aura compris que la passion associée à la « quête de victoire » est le mensonge. En effet, reconnaître un échec est si difficile, compulsion oblige, qu'il est difficile de ne pas le travestir en réussite. Dans des circonstances de désintégration, en situation de stress, le risque est alors de tomber dans le piège de l'identification qui consiste à prendre un rôle social en phase avec les objectifs de succès du moment. En cherchant à produire une image, la personne soumise à cette compulsion dédaigne la connaissance de soi.

Avec la maîtrise consciente du mécanisme, c'est-à-dire en s'intégrant, on accède au contrepoint positif du mensonge : la vérité (sa vertu).

Au niveau de la fixation mentale, en découle une tendance marquée à la vanité caractérisée par une très haute opinion de soi-même. En s'intégrant, la notion d'espoir, son idée supérieure, pourra émerger. Il devient possible de se convaincre que les choses peuvent arriver sans qu'il soit toujours besoin de s'activer pour cela.

Résumons-nous

Le mécanisme n° 3, « Quête de victoire », nous entraîne à éviter à tout prix les *échecs*, en nous focalisant sur l'atteinte de nos objectifs. Le système de défense privilégié est l'*identification*.

Idée supérieure   *Vertu*

ESPOIR   VÉRITÉ

VANITÉ   MENSONGE

Fixation   *Passion*

MÉCANISME N° 4
Originalité

> *« Il y a aujourd'hui un conformisme désolant et une imitation*
> *de chacun par chacun. Une véritable aliénation.*
> *Beaucoup d'artistes se prennent pour quelqu'un d'autre,*
> *plutôt que de cultiver ce qui les rend uniques… »*
> *Brigitte Fontaine*

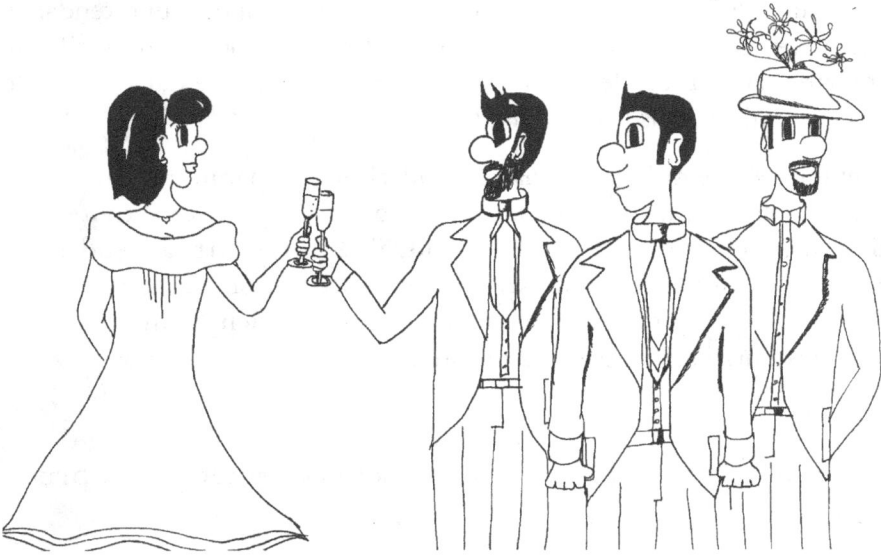

Éviter à tout prix la banalité

Centré sur l'émotionnel, ce mécanisme nous soumet à la question, ici posée à nous-mêmes (préoccupation vers l'intérieur), de l'identité.

La croyance générée va être celle qui conduit à s'identifier à ses émotions. Si elles sont identiques à celles que vivent les autres, continuera-t-on à exister ? C'est la question qui se pose. Pour prouver son existence, il s'agira alors d'éprouver des émotions extrêmes, plus fortes que celles des autres en ayant soin d'éviter à tout prix la banalité.

Il en découle des comportements de quête d'unicité qui débouchent sur une recherche d'intensité émotionnelle, allant des sommets au fond des gouffres, pourvu que l'intensité soit présente. Aussi l'humeur est-elle très variable et caractérisée par un fond mélancolique et une tendance dépressive, car il est, dans la majorité des situations, plus facile de s'inscrire dans un cercle vicieux qui tire vers le bas que dans un cercle vertueux qui propulse vers le haut.

Rejetant tout ce qui est ordinaire, l'individu qui manifeste de manière prépondérante ce mécanisme aura tendance à préférer les activités qui lui permettront d'exprimer son individualité. Il remettra au lendemain celles qui ne lui donneront pas la même satisfaction. Dans ses façons d'être, il se présentera souvent comme un tragédien animé de désirs hors d'atteinte et que, selon sa propre expression, « vous ne pouvez pas comprendre ».

9 comportements clés associés au souci d'éviter à tout prix la banalité :

✓ Je veux des émotions intenses.

✓ Mon humeur est très variable.

✓ Ce que je vis est unique, vous ne pouvez pas me comprendre.

✓ J'aime ce qui est beau.

✓ Mon imaginaire est plus riche que la triste réalité.

✓ La vie est une tragédie, c'est pourquoi je suis souvent mélancolique.

✓ Je repère immédiatement ce qui manque dans une situation pour que tout soit bien. Cette perception provoque chez moi une déception qui me donne envie de m'éloigner.

✓ Je ne peux pas vous faire comprendre ce que je ressens par des mots. C'est pourquoi j'utilise des symboles. Mais, souvent, vous ne les comprenez pas.

✓ En couple, ma perception de ce qui ne va pas chez l'autre me conduit parfois à l'attirer pour le repousser, pour ensuite l'attirer à nouveau dans un va-et-vient tragique.

Vous pouvez évaluer combien de comportements vous correspondent parmi les neuf qui viennent d'être évoqués et reporter le résultat dans la grille d'analyse de la page 61.

La mise en œuvre de ce mécanisme entraîne en général de grandes difficultés à établir des positions de compromis émotif. L'expression personnelle artistique (musique, peinture, danse, écriture), un travail créateur ou l'éducation des enfants peuvent alors aider à créer un équilibre émotionnel et physique.

Une personne soumise à un tel mécanisme manifeste une tendance marquée à l'introjection, mécanisme qui consiste à faire siennes les critiques émises à son encontre pour les convertir en « carburant » pour alimenter sa tempête émotionnelle intérieure. Cette personne fera également appel au mécanisme de sublimation qui consiste à transférer ses pulsions vers des objectifs socialement valorisants, pour évacuer ses débordements émotionnels : face à une émotion négative trop forte, une « sortie » pourra par exemple être trouvée dans une expression artistique, toute la souffrance vécue se retrouvant alors convertie en un tableau, ou une poésie poignante enfantée de cette douleur, qui s'en trouvera alors sublimée. La souffrance intérieure sera devenue quelque chose de beau.

La passion naturellement associée à la quête d'originalité est l'envie. Envie de ce qu'ont les autres et que je n'ai pas. Envie de ce que sont les autres et que je ne suis pas. Avec la maîtrise consciente du mécanisme, c'est-à-dire en s'intégrant, on accède à son contrepoint positif, sa vertu : le contentement. Clairement vécu, il pourra mener à l'harmonie.

Au niveau de la fixation, on observe une tendance marquée à la mélancolie, cette tristesse rêveuse axée sur le passé, à la recherche de quelque origine perdue. Dans un processus d'intégration, la notion d'originalité prendra tout son sens, avec l'émergence de la capacité à amener du nouveau, à être soi-même à l'origine des choses et donc enfin créateur.

Résumons-nous

Le mécanisme n° 4, « Originalité », nous entraîne à éviter à tout prix la *banalité*, en marquant notre différence et en privilégiant les émotions extrêmes. Les systèmes de défense privilégiés sont l'*introjection* et la *sublimation*.

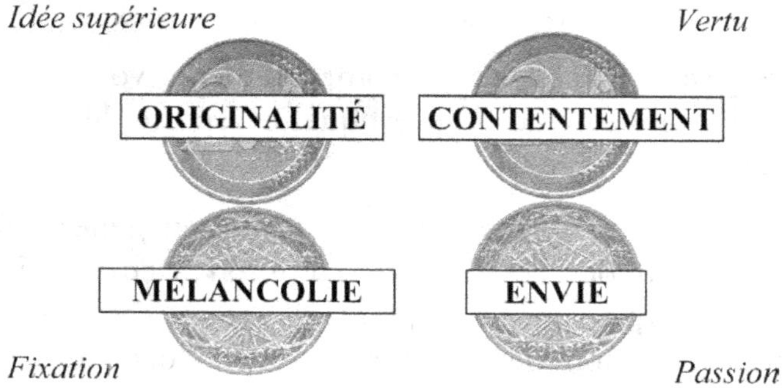

Idée supérieure   *Vertu*

ORIGINALITÉ   CONTENTEMENT

MÉLANCOLIE   ENVIE

Fixation   *Passion*

MÉCANISME N° 5

Explication du monde

« Parfois je pense,
parfois je suis. »
Paul Valéry

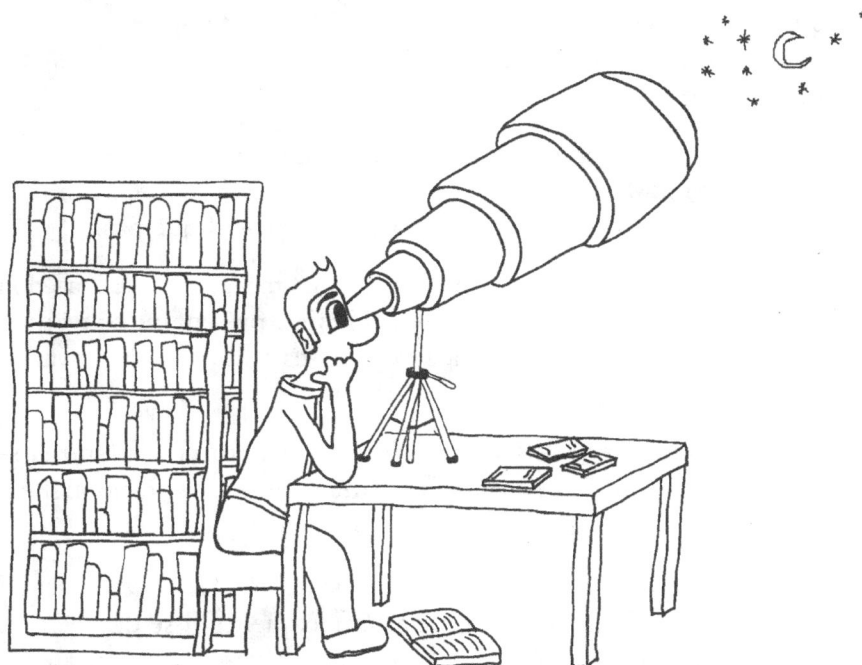

Éviter à tout prix
de se sentir vide à l'intérieur

Dans ce mécanisme, c'est le centre mental qui intervient face à un monde extérieur qui pose problème car il fait peur. Il va donc falloir le contrôler en usant de ses capacités mentales, donc le comprendre. Et pour le comprendre, quoi de mieux que de l'observer pour l'expliquer ?

La croyance générée est celle qu'il est possible d'être séparé du monde, dans une bulle à l'intérieur de laquelle on peut préparer ses armes (mentales ici, donc des armes de compréhension) avant de partir l'affronter. Du coup, la peur qui surgit est celle de manquer de telles armes ou, pire, que quelqu'un ne pénètre la bulle pour venir piller le peu que subjectivement on croit qu'il s'y trouve. Dès lors, il s'agira d'éviter à tout prix de se sentir vide à l'intérieur.

Il en découle des comportements de recherche permanente d'informations pour comprendre. Mais l'ennui, c'est que tout le temps passé à *ex*pliquer le monde, c'est du temps durant lequel on ne s'y *im*plique pas.

L'individu manifestant majoritairement ce mécanisme aura donc tendance à s'isoler, à vivre dans sa tour d'ivoire, présentant souvent un abord austère. Il compartimentera sa vie et ses collègues de travail en sauront peu sur sa vie privée, et inversement.

Doué d'un excellent sens de l'analyse, il saura structurer et planifier ses interventions. Il abordera le monde de manière logique et rationnelle en laissant en général peu ou pas de place aux aspects émotionnels.

Il aimera l'autonomie et les activités dans lesquelles il peut rester seul. Il n'appréciera en général pas les mondanités auxquelles il se dérobera dès qu'il le peut, sentant son énergie drainée par les relations avec les autres.

Considérant l'information comme le bien le plus précieux, il pourra avoir tendance à en faire la rétention. Minimaliste, son maître mot sera « optimisation ».

9 comportements clés associés au souci d'éviter à tout prix de se sentir vide à l'intérieur :

✓ Je veux comprendre le monde, en l'observant à distance.

✓ Mon temps et mon savoir sont précieux.

✓ Mes émotions, parfois vécues en décalage, me font peur et je m'efforce de les contrôler. Tout le monde devrait d'ailleurs faire de même.

✓ J'aime planifier, structurer, prévoir tout ce que je fais.

✓ J'évite de trop en dire de crainte que la conversation ne finisse sur un sujet que je ne maîtrise pas assez. Alors je laisse parler les autres et quand tout le monde a parlé, je sais que je peux commencer mon exposé, clair et précis, et divulguer une partie de mon savoir (mais pas tout quand même, il faut qu'on sache que j'en ai encore sous le pied). Aussi, j'ai développé une grande capacité d'écoute, objective.

✓ Je préserve mon jardin secret et déteste les tentatives d'intrusion.

✓ Seul je ne m'ennuie jamais, j'ai tant de choses à faire dans ma tête !

✓ Je sais manifester une tendresse non verbale.

✓ Il me faut parfois me retrouver seul pour recharger mes batteries et faire le point.

Vous pouvez évaluer combien de comportements vous correspondent parmi les neuf qui viennent d'être évoqués et reporter le résultat dans la grille d'analyse de la page 61.

La mise en œuvre de ce mécanisme induit une tendance forte à rester dans sa tête, en évitant d'éprouver des sensations corporelles et des émotions. La personne qui manifeste de manière prépondérante ce mécanisme sera très sensible au bruit, au contact, à l'intrusion, etc. Elle pourra souvent avoir une expression de « partir ailleurs » dans le regard, se déconnectant du monde et des autres.

Une des manières de contrecarrer ce mécanisme compulsif, pour enfin entrer dans le monde, serait de s'efforcer à placer, consciemment, ses épaules en arrière en bombant le torse.

La passion naturellement associée à une vision sous-jacente de pénurie, associée au mécanisme, est l'avarice. Il ne s'agit pas forcément d'une avarice financière, mais plutôt d'une avarice d'information et surtout d'une avarice de soi, de se donner aux autres.

En maîtrisant consciemment ce mécanisme, c'est-à-dire en s'intégrant, on accède au contrepoint positif de l'avarice : le désintéressement (sa vertu) qui fait si souvent défaut dans les circonstances de désintégration.

Il y aura au niveau de la fixation mentale une tendance marquée au détachement, c'est-à-dire à faire en sorte de se sentir extérieur aux situations rencontrées. En s'intégrant, la notion d'omniscience, son idée supérieure, prise ici dans le sens d'une reconnaissance de sa propre érudition accompagnée d'une capacité à décider quand elle est déjà largement suffisante sur un sujet, pourra s'installer.

Résumons-nous

Le mécanisme n° 5, « Explication du monde », nous entraîne à éviter à tout prix *de nous sentir vides à l'intérieur*. Nous accumulons en général des connaissances qui nous permettent de comprendre le monde. Le système de défense privilégié est l'*isolation*.

Idée supérieure   *Vertu*

| OMNISCIENCE | DÉSINTÉRESSEMENT |

| DÉTACHEMENT | AVARICE |

Fixation   *Passion*

MÉCANISME N° 6
Quête d'approbation

> *« Encore un matin*
> *Qui cherche et qui doute*
> *Matin perdu cherche une route »*
> *Jean-Jacques Goldman*

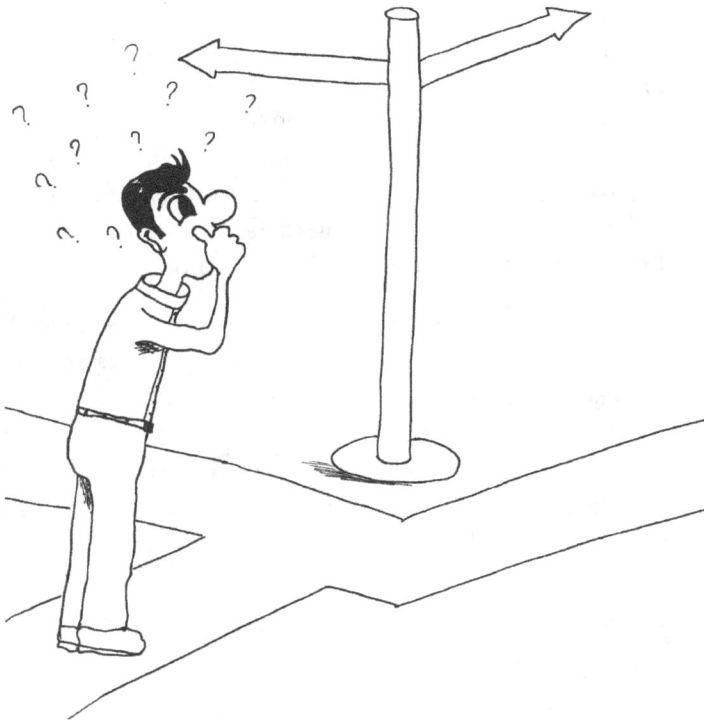

**Éviter à tout prix
d'être rejeté du groupe**

Ce mécanisme fait intervenir le centre mental face à la situation rencontrée. L'individu concerné cherche à trop en faire en voulant gérer à la fois le monde extérieur et son monde intérieur avec sa tête. De ce fait, il se construit une vision d'un monde extérieur dangereux dans lequel il ne serait pas à la hauteur pour survivre seul. Ainsi, il développe la croyance selon laquelle le groupe lui offrira un abri car, à plusieurs, on peut mieux s'en sortir. Il convient alors pour lui d'éviter à tout prix d'être rejeté du groupe.

Par voie de conséquence, il se montrera loyal envers son groupe, respectant les règles en vigueur. Un individu qui manifeste majoritairement ce mécanisme va ainsi être particulièrement attentif à identifier ces règles. Il se montrera hyper vigilant et imaginera en permanence quels pourraient être les problèmes potentiels qui pourraient surgir. Doutant de lui-même, il en viendra à douter des autres et de leurs intentions. Aussi aura-t-il tendance à s'interroger en permanence, à la recherche de motivations cachées. Il recoupera souvent les informations dont il dispose pour y trouver des contradictions. Il oppose d'un côté le groupe envers lequel on est loyal et à qui on peut faire confiance et, de l'autre, ceux dont il convient de se méfier car ils sont en dehors du groupe.

Il éprouve des difficultés à se décider. Ses choix ne risquent-ils pas de mettre à jour quelque danger, invisible jusqu'alors ? Ne remettront-ils pas en cause la stabilité en place ? Soumis à l'autorité, il ne supporte pas cependant que celle-ci soit abusive. Si c'est le cas, il peut partir en croisade et afficher un comportement inverse à son habitude. Bravant le danger pour défendre les « victimes », les persécutés, les opprimés, il devient alors « contre-phobique ».

9 comportements clés associés au souci d'éviter à tout prix d'être rejeté du groupe :

✓ J'imagine toujours des problèmes potentiels.

✓ J'ai du mal à me décider et peux changer d'avis en un instant. Je voudrais que mes décisions soient logiques. Dans l'incertitude, je vais chercher des conseils et des informations.

✓ Si je sais ce qu'on attend de moi, je me montre actif et efficace dans l'action, sinon je peux avoir du mal à me lancer.

✓ Je respecte scrupuleusement les procédures. J'aime appartenir à un groupe bien structuré, à la loi duquel j'obéis.

✓ J'ai peur de tout ce qui est changement et remise en cause de ma stabilité. J'ai également peur des autres et de leurs intentions cachées. Si ma peur domine, je cherche à éviter le danger et je me soumets à l'autorité. Sinon, je peux aller au-devant du danger, parfois de façon « kamikaze ». Je m'oppose alors à l'autorité et rallie le camp des victimes de cette autorité que je considère abusive. Je peux alterner très rapidement ces deux états.

✓ Je suis anxieux et sceptique.

✓ Il y a deux catégories pour moi : ceux de mon groupe, envers lesquels je suis serviable et loyal, et dont j'attends en retour le même comportement. Ceux en dehors du groupe, envers lesquels je me montre méfiant. Si ces derniers sont porteurs d'une autorité, je pourrais même me montrer agressif à leur égard.

✓ Je soutiens les vaincus, les opprimés, les persécutés.

✓ En couple, je suis un partenaire loyal, bien au fait de ses devoirs. Je situe la relation dans une perspective de long terme. Pour établir cette relation, il m'a fallu réussir, d'abord, à faire confiance à mon partenaire.

Vous pouvez évaluer combien de comportements vous correspondent parmi les neuf qui viennent d'être évoqués et reportez le résultat dans la grille d'analyse de la page 61.

La mise en œuvre de ce mécanisme entraîne en général un haut niveau de vigilance avec une forte réactivité. Le mécanisme de réaction à un danger perçu par la fuite ou le combat est facilement déclenché.

Parfois, on trouvera, chez ceux qui manifestent ce type de comportement en priorité, un style de respiration et de parole haché ou bégayant. Pour interrompre la compulsion, il pourrait être profitable d'adopter une respiration lente et profonde.

À travers ces comportements caractéristiques, on aura compris que la passion associée à la quête d'approbation, c'est la peur. Et en réaction à cette peur, à chaque fois qu'on verra une personne manifestant ce mécanisme partir en croisade, on se trouvera devant des tentatives forcées de maîtriser celle-ci en faisant preuve de témérité, fonçant à la rencontre du danger qui terrorise. Avec la maîtrise consciente du mécanisme, c'est-à-dire en s'intégrant, on accède au vrai contrepoint positif de la peur : le courage (sa vertu), qui fait si souvent défaut dans les circonstances de désintégration (comme sous stress).

On observera qu'une personne qui est soumise à ce mécanisme manifeste une tendance marquée à la projection, mécanisme qui consiste à attribuer aux autres des émotions gênantes qu'elle ne veut pas reconnaître en elle, renforçant par là même une fixation mentale qui est ici une tendance au doute et à la suspicion. En s'intégrant, les notions de confiance et de foi (son idée supérieure) pourront s'y substituer.

Résumons-nous

Le mécanisme n° 6, « Quête d'approbation », nous entraîne à éviter à tout prix *d'être rejetés du groupe*, en nous montrant loyaux et en obéissant à ses règles. Un mécanisme de réaction peut parfois se mettre en place, la « contre-phobie ». Il consiste à attaquer ce qui fait peur. Le système de défense privilégié est la *projection*.

Idée supérieure   *Vertu*

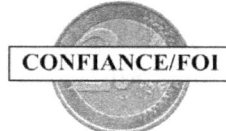 **CONFIANCE/FOI**   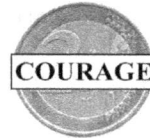 **COURAGE**

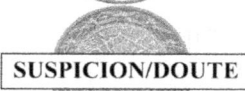 **SUSPICION/DOUTE**   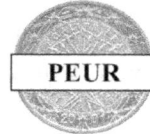 **PEUR**

Fixation   *Passion*

MÉCANISME N° 7
Optimisme

« Les opportunités,
c'est comme les autobus,
il y en a toujours un autre qui arrive. »
Richard Branson

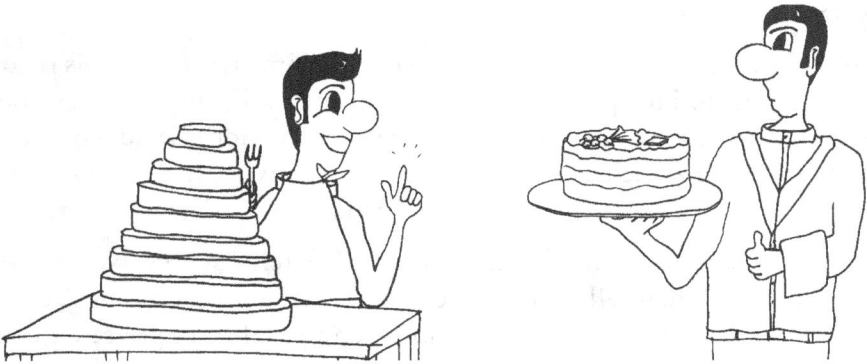

Éviter à tout prix
la souffrance

Ce mécanisme fait intervenir le centre mental face à la situation rencontrée en s'interrogeant sur ce qui pourrait ne pas aller à l'intérieur de soi. La réponse qui en ressort, c'est que, dans l'avenir, la souffrance pourrait bien pointer à l'horizon. Il convient alors d'éviter à tout prix la souffrance.

Il en découle des comportements d'optimisme, d'affirmation d'une grande joie de vivre. Tant que celui qui manifeste ce mécanisme de façon majoritaire est dans la bonne humeur, au moins, il ne souffre pas ! Il va donc chercher à bâtir des scénarios qui lui permettront d'éviter de souffrir. L'objectif est de se trouver, en toutes circonstances, avec des plans de secours permettant de ne pas se retrouver coincé à devoir subir le « désagréable ». Il lui faut ainsi, en permanence, des options ouvertes.

Il déborde d'idées et lance plusieurs projets en même temps, parfois pour n'en finir aucun. Lorsque ce qu'il fait commence à l'ennuyer, il rêve de passer à autre chose et tarde rarement à passer à l'action. Ce qui compte, c'est l'excitation associée au démarrage d'une activité, le foisonnement d'idées. Détestant la routine, il est très imaginatif, curieux et créatif.

Dans sa quête du plaisir, il a un petit côté narcissique et excessif. Il adore l'aventure, mais elle peut souvent se limiter à penser des projets et à les idéaliser. Ils perdront ensuite leur intérêt car il n'est pas rare qu'il manque de sens pratique.

9 comportements clés associés au souci d'éviter à tout prix la souffrance :

✓ Je planifie en permanence mon avenir pour me garantir la possibilité de toujours pouvoir échapper aux moments pénibles et d'avoir en permanence du plaisir.

✓ Quand quelque chose est bon, plus il y en a, plus c'est bon.

✓ J'adore établir des liens entre des sujets qui ne semblent pas reliés entre eux, prenant plaisir à utiliser ma capacité de synthèse.

✓ Je cherche à maintenir un maximum d'options ouvertes car choisir, c'est renoncer à ce qu'on ne choisit pas.

✓ Je déteste toutes les contraintes : règles, tâches routinières, etc.

✓ Débordant d'idées, j'adore faire plusieurs choses en même temps.

✓ J'aime partager mon plaisir avec les autres.

✓ Mon humour est parfois incisif, utilisant ce que je pense être ma supériorité mentale, inconscient parfois des réactions émotionnelles que je peux susciter.

✓ J'ai du mal à me restreindre à un partenaire fixe, attitude qui me ferme un univers de possibles. Si j'y parviens, je conserve souvent une tendance à « m'échapper » en cas de difficultés.

Vous pouvez évaluer combien de comportements vous correspondent parmi les neuf qui viennent d'être évoqués et reporter le résultat dans la grille d'analyse de la page 61.

La mise en œuvre de ce mécanisme entraîne en général une habitude de rester sur-stimulés par l'entremise d'idées, de substances ou d'aventures. Ceux qui manifestent de façon majoritaire ce mécanisme ont souvent tendance à être physiquement très lâches et flexibles. Ils « fuient » les sentiments tristes ou douloureux dans le mental.

Il pourra leur être profitable de ralentir le rythme et de prendre conscience de leurs sensations corporelles « viscérales » du moment, pour s'ancrer dans le présent.

Une personne soumise à ce type de comportement manifestera une tendance marquée à la rationalisation en posant un discours logique face à des situations désagréables. Une telle attitude lui permettra de se dissocier d'une souffrance éventuelle.

La passion associée à cette surenchère d'optimisme, on l'aura compris, est la gourmandise. Si une chose est bonne, il en faudra beaucoup, pour que ce soit encore meilleur, jusqu'au moment où cela deviendra lassant. Avec la maîtrise consciente du mécanisme, c'est-à-dire en s'intégrant, on accède au vrai contrepoint positif de la gourmandise : la tempérance (sa vertu). Dans les circonstances de désintégration, sous stress, elle fait cruellement défaut. Car, si on en croit le philosophe Épicure, *« le plaisir n'est pas mauvais en soi ; mais les moyens par lesquels on obtient certains plaisirs amènent une souffrance parfois bien plus grande que ces plaisirs »*.

Il y aura au niveau de la fixation mentale une forte tendance à la planification, qui consistera à faire des plans sur l'avenir sans se soucier de leur réalisme. En s'intégrant, la mise en place de la notion de concentration (son idée supérieure) permettra d'aller jusqu'au bout des entreprises malgré les obstacles rencontrés.

Résumons-nous

Le mécanisme n° 7, « Optimisme », nous conduit à éviter à tout prix la *souffrance*, en nous inscrivant dans une recherche de plaisir de tous les instants. Le système de défense privilégié est la *rationalisation*.

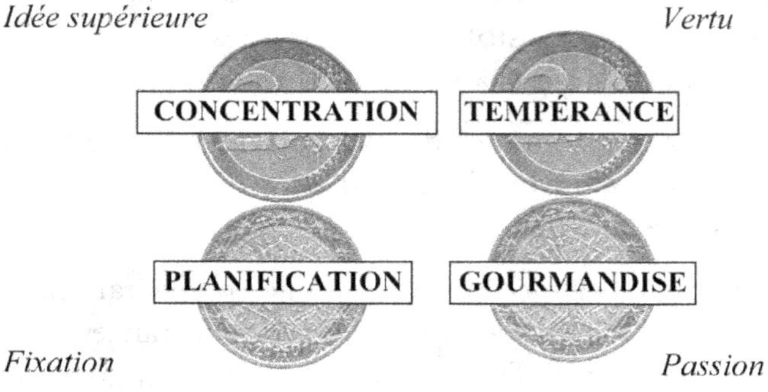

Idée supérieure   *Vertu*

CONCENTRATION   TEMPÉRANCE

PLANIFICATION   GOURMANDISE

Fixation   *Passion*

MÉCANISME N° 8

Recherche de pouvoir

« De là découle la question de savoir
s'il est mieux d'être aimé que craint,
ou s'il vaut mieux être craint qu'aimé. [...]
s'il faut choisir entre eux,
il est bien plus sûr d'être craint qu'aimé. »
Machiavel

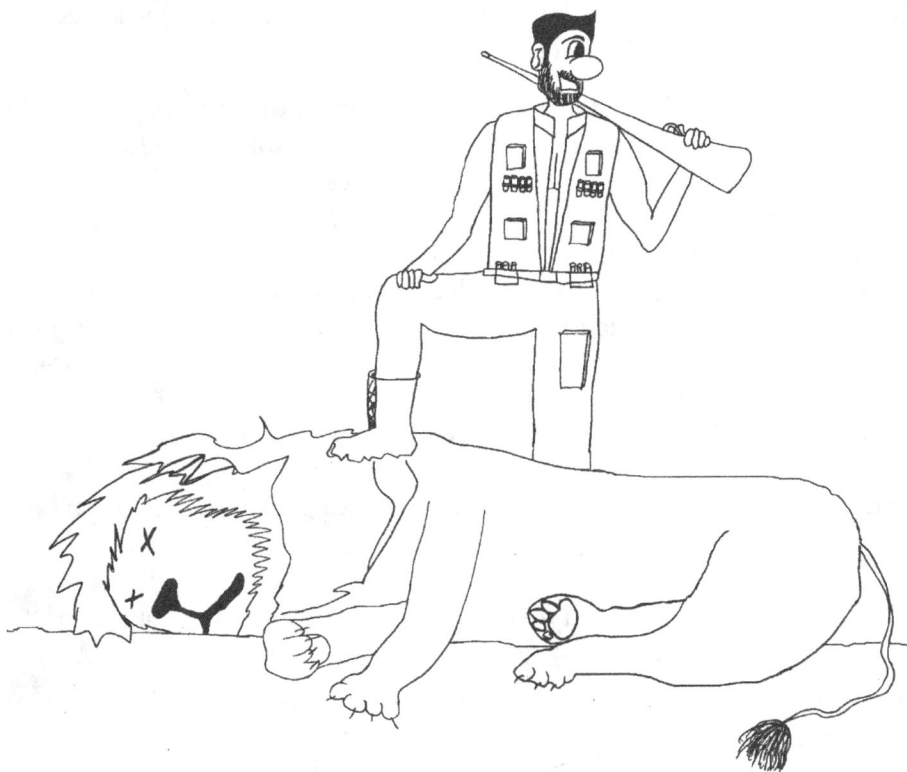

Éviter à tout prix la faiblesse

Dans ce mécanisme, c'est le centre instinctif qui intervient en voyant le monde extérieur comme une menace. La croyance qui en découle est celle que le monde est farouche et que c'est la loi du plus fort. La peur serait alors d'être blessé ou contrôlé par un autre. Pour que ceci ne se produise pas, il faut donc être fort et éviter à tout prix la faiblesse.

Il en découle des comportements qui visent à obtenir et à garder le pouvoir afin de démontrer sa force et son courage. Un individu manifestant ce mécanisme de façon majoritaire va faire preuve d'attitudes dominatrices et intimidantes pour garder sa place de leader. Il se montrera audacieux, n'hésitant pas à être excessif. Il sera un excellent organisateur qui peut vouloir contrôler jusqu'aux moindres détails et rester informé sur tout ce qui se passe, parfois officiellement, parfois par le réseau d'« indicateurs » qu'il ne manque pas de se constituer.

Il aura un franc-parler et fonctionnera souvent sur un principe du tout ou rien. D'ailleurs, les autres sont soit dans son camp, soit contre lui, et il n'y a pas de position intermédiaire. Défenseur des faibles, avec les « siens » il sera le protecteur qui prend sous son aile. Mais gare à la trahison dans ce cas, car il ne le supportera pas et nourrira des projets de revanche. Il posera des règles pour mieux contrôler les autres, mais n'hésitera pas à les transgresser s'agissant de lui. Pour lui, le conflit sera un révélateur de la vraie nature de son interlocuteur, de ce qu'il a « dans le ventre ». Aussi, il lui arrivera de provoquer délibérément, juste pour voir… et pour avoir ensuite l'occasion de respecter un adversaire qui lui résiste.

9 comportements clés associés au souci d'éviter à tout prix la faiblesse :

✓ J'aime commander, avoir du pouvoir. J'en use jusqu'à parfois contrôler les moindres détails.

✓ Je mène ma vie comme un combat pour la justice.

✓ Je sais me décider très vite et agir en conséquence.

✓ Je suis un excellent organisateur.

✓ L'énergie dont je déborde me rend intolérant à toute frustration, qui va déclencher de très fortes colères, parfois violentes.

✓ Le monde tel que je le vois est en noir et blanc, bon ou mauvais, avec moi ou contre moi.

✓ Les autres sont pour moi une menace potentielle. Je sais très vite repérer leurs points faibles pour les utiliser et prendre le pouvoir.

✓ Les règles sont faites pour être transgressées, tant les miennes que celles du monde.

✓ Je ne suis pas vraiment diplomate et aime m'affirmer en disant « non » souvent.

Vous pouvez évaluer combien de comportements vous correspondent parmi les neuf qui viennent d'être évoqués et reporter le résultat dans la grille d'analyse de la page 61.

La mise en œuvre de ce mécanisme entraîne en général une tendance à se construire une « carapace » à l'origine de tensions musculaires chroniques. Il pourra être profitable d'apprendre à se relaxer et à laisser tomber ces tensions musculaires.

On observera qu'une personne qui est soumise à ce mécanisme manifeste une tendance marquée à être dans un déni de la souffrance ressentie ou infligée aux autres.

À travers ces comportements caractéristiques, on aura compris que la passion associée est une forte tendance à l'excès. Il n'y a pas de demi-mesure, tout est fait au-delà des limites de la raison, aussi loin qu'il est possible d'aller. Avec la maîtrise consciente du mécanisme, c'est-à-dire en s'intégrant, on accède au vrai contrepoint positif de l'excès : la simplicité (sa vertu) qui fait si souvent défaut dans les circonstances de désintégration (comme sous stress).

Il y aura au niveau de la fixation mentale une tendance marquée à la vengeance, à vouloir rendre les préjudices subis « œil pour œil, dent pour dent ». En s'intégrant, la mise en place de la notion d'altérité (son idée supérieure) permettra d'accepter les autres tels qu'ils sont et de les écouter.

Résumons-nous

Le mécanisme n° 8, « Recherche de pouvoir », nous entraîne à éviter à tout prix la *faiblesse*, en nous montrant forts. Le système de défense privilégié est le *déni*.

Idée supérieure   *Vertu*

ALTÉRITÉ   SIMPLICITÉ

VENGEANCE   EXCÈS

Fixation   *Passion*

MÉCANISME N° 9
Quête d'harmonie

« Fumer la pipe dispense de penser. »
Arthur Schopenhauer

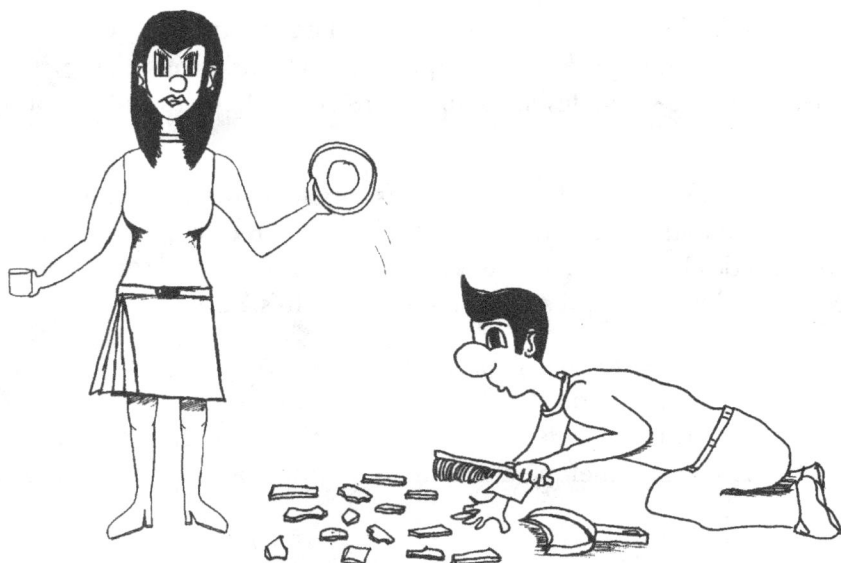

Éviter à tout prix le conflit

Dans ce mécanisme, c'est le centre instinctif qui intervient face à la situation rencontrée et qui cherche à trop en faire en voulant gérer à la fois le monde extérieur et son monde intérieur. Du coup, un individu qui manifeste de manière prédominante ce mécanisme est peu tourné vers l'action. Mais son instinct le pousse tout de même à chercher à maintenir un environnement invariable, avec la croyance qu'il serait perdu s'il était séparé des autres. Il investit donc son énergie pour les relations ou la collecte d'informations sur ce qui pourrait compromettre sa stabilité. Il s'agira donc d'éviter à tout prix le conflit.

Il en découle des comportements de médiateur, faits d'acceptation et de soutien. Ce qui pose problème à celui qui agit sous l'emprise de ce mécanisme, ce sont les situations dans lesquelles des individualités s'opposent.

Ne voulant pas qu'une de ses décisions puissent initier un conflit, il a beaucoup de mal à se décider. Il va du coup écouter l'avis des uns et des autres afin de chercher un consensus. Cherchant les contextes où règnent le calme et l'harmonie, il a de grandes difficultés à dire « non ».

Mais s'il a parfois du mal à savoir lui-même ce qu'il veut vraiment, il sait en général ce qu'il ne veut pas, aussi, n'osant pas un refus potentiellement porteur de conflit, il utilisera souvent la force d'inertie. Vous lui demandez quelque chose, il ne dit pas non… mais il ne le fait pas.

Il est accommodant et facile à vivre et sait s'adapter en toutes circonstances. Il peut perdre la notion du temps et des priorités et n'agir que poussé par des facteurs extérieurs sans lesquels il peut être léthargique.

Il a du mal à discerner l'important du secondaire. Dans certains cas, il peut se perdre dans un travail acharné afin de mieux s'oublier lui-même.

9 comportements clés associés au souci d'éviter à tout prix le conflit :

✓ J'aime créer une atmosphère harmonieuse et je suis facile à vivre. J'ai beaucoup de mal à dire « non ».

✓ J'ai beaucoup de mal à me décider car je ne voudrais pas par ma décision initier un conflit. De plus, je ne sais pas vraiment ce que je veux. J'écoute volontiers tous les points de vue dans l'espoir de trouver un consensus.

✓ Je n'aime pas agir et souvent il faut qu'un élément extérieur m'y pousse.

✓ Dans un cadre donné, je fournis le travail attendu au niveau où il sera apprécié, sans chercher à briller à tout prix.

✓ Ce qui est nouveau est source potentielle de conflit ou de remise en cause, alors je n'aime pas ça.

✓ J'ignore ou ne tiens pas compte de mes besoins, j'y ai des substituts tels que cigarette, télévision, lecture, alcool, ou même travail acharné…

✓ Je refoule ma colère. Alors je boude ou montre mon agacement non verbalement. Quand j'explose, c'est terrible et ça a bien dû m'arriver deux ou trois fois dans ma vie, et longtemps après le vrai problème, mais, en général, j'exprime plutôt mon bouillonnement intérieur par l'inertie.

✓ J'écoute ce qu'on dit sans donner en général d'opinion.

✓ En couple, mon partenaire devient le centre de ma vie. Je connais tous ses désirs et attentes, mieux que les miens propres.

Vous pouvez évaluer combien de comportements vous correspondent parmi les neuf qui viennent d'être évoqués et reporter le résultat dans la grille d'analyse de la page 61.

La mise en œuvre de ce mécanisme entraîne en général une habitude de rester confortablement dans un état de sous-charge énergétique, qui est soit naturel, soit obtenu par une pratique physique régulière qui « vide » la personne. Il y a de réelles difficultés à établir des frontières personnelles.

Ceux chez qui ce mécanisme est manifesté de façon majoritaire éprouvent souvent dans leurs corps, pour le meilleur ou pour le pire, beaucoup de ce qui se produit dans leur environnement.

Il pourra être profitable de respirer avec la poitrine et non plus avec le ventre pour se rendre plus « présent ».

À travers ces comportements caractéristiques, on aura compris que la passion associée à cet oubli de soi, c'est la paresse, qui permet de ne pas être vraiment là. Avec la maîtrise consciente du mécanisme, c'est-à-dire en s'intégrant, on accède au vrai contrepoint positif de la paresse : la diligence (sa vertu) qui fait si souvent défaut dans les circonstances de désintégration (comme sous stress).

L'oubli de soi étant la fixation caractéristique associée à ce mécanisme, en s'intégrant, il devient possible d'accéder à la notion d'amour (son idée supérieure). L'amour, qu'est-ce sinon un don de soi ? Quand on est dans l'oubli de soi, on n'a rien à donner, et il ne peut donc y avoir de véritable amour au sens de la définition qui en est proposée ici...

Résumons-nous

Le mécanisme n° 9, « Quête d'harmonie », nous entraîne à éviter à tout prix le *conflit*, en adoptant des attitudes de médiateur facile à vivre. Le système de défense privilégié est la *narcotisation*, consistant à ne pas prendre en compte ses vrais besoins, en y trouvant des substituts tels que cigarette, télévision, lecture, alcool, ou même travail acharné.

Idée supérieure   *Vertu*

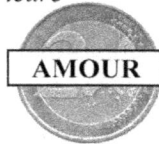 **AMOUR**   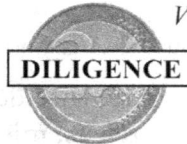 **DILIGENCE**

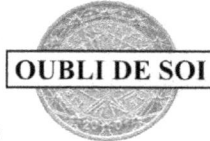 **OUBLI DE SOI**   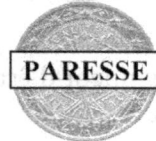 **PARESSE**

Fixation   *Passion*

Bilan des mécanismes

Vous venez de prendre connaissance des 9 mécanismes. Si vous avez coché pour chacun d'eux les affirmations qui vous correspondent parmi les 9 propositions énoncées chaque fois, vous pouvez à présent établir un profil de répartition par mécanisme :

Mécanisme	Désignation	Nombre de comportements clés vous correspondant (sur 9 au maximum)
1	Perfectionnisme	/9
2	Aide aux autres	/9
3	Quête de victoire	/9
4	Originalité	/9
5	Explication du monde	/9
6	Quête d'approbation	/9
7	Optimisme	/9
8	Recherche de pouvoir	/9
9	Quête d'harmonie	/9

Dans la suite de cet ouvrage, quand nous parlerons d'un individu en train de manifester majoritairement le mécanisme n° x (où x varie entre 1 et 9), nous utiliserons parfois par abus de langage l'expression « profil x ».

Les similitudes de comportement

Avec l'ennéagramme, nous étudions les mécanismes sous-jacents aux comportements. C'est ce qui en fait la puissance, mais c'est aussi une source potentielle d'erreurs d'évaluation quand on observe les agissements de quelqu'un. En effet, des comportements similaires peuvent avoir pour origine des mécanismes différents. Si vous hésitez sur votre mécanisme majoritaire ou sur celui d'une personne de votre entourage, il peut être utile de considérer les points de confusion classiques. Je vous propose de les explorer ensemble, à présent (certaines combinaisons ne prêtant en général pas à confusion n'ont pas été abordées).

Les confusions possibles avec le mécanisme n° 1 (perfectionnisme)

Confusion 1-2 (perfectionnisme / aide aux autres)

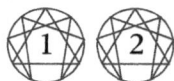

Les deux mécanismes peuvent nous conduire à nous montrer aidants, et à aimer donner des conseils aux autres, en étant soucieux de faire au mieux. Nous éprouvons, dans les deux cas, une réticence à dire ce dont nous avons besoin.

Toutefois, là où, dans le mécanisme n° 1, nous :
- sommes soucieux de faire de la bonne façon ;
- avons tendance à garder nos sentiments pour nous-mêmes ;
- posons des frontières claires ;
- sommes sceptiques ;

dans le mécanisme n° 2, au contraire, nous :
- sommes soucieux d'établir de bonnes relations avec les autres ;
- avons tendance à montrer nos sentiments ;
- maintenons des frontières souvent floues ;
- faisons facilement confiance.

Confusion 1-3 (perfectionnisme / quête de victoire)

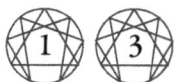

Les deux mécanismes nous mènent à de grandes attentes vis-à-vis de nous-mêmes et des autres, avec des difficultés à déléguer. Dans les deux cas, il s'agit pour nous de travailler dur, d'être actifs, efficaces, et de viser un résultat.

Toutefois, là où, dans le mécanisme n° 1, nous :
- avons un discours parfois moraliste ;
- accomplissons en général une tâche après l'autre ;
- avançons méthodiquement et de manière pragmatique ;
- nous montrons pessimistes et nous inquiétons des erreurs ;

dans le mécanisme n° 3, nous :
- avons un discours qui peut être chargé de vantardise ;
- avons plusieurs tâches en cours en même temps ;
- sommes charmeurs et pouvons changer d'objectifs en cours de route ;
- nous montrons optimistes et nous focalisons sur nos succès.

Confusion 1-4 (perfectionnisme / originalité)

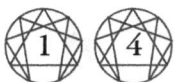

Les deux mécanismes nous plongent dans une insatisfaction à l'égard des choses telles qu'elles sont, avec des idéaux élevés pour nous-mêmes.

Toutefois, là où, dans le mécanisme n° 1, nous :
- contrôlons nos émotions ;
- percevons les sentiments forts comme dangereux ou inadéquats ;
- suivons les règles de la société ;
- sommes réalistes, concrets, terre à terre ;

dans le mécanisme n° 4, nous :
- affichons notre tristesse ;
- valorisons nos sentiments profonds ;
- suivons nos propres règles ;
- sommes créatifs et pleins de fantaisie.

Confusion 1-5 (perfectionnisme / explication du monde)

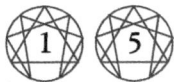

Les deux mécanismes insistent sur la logique et le contrôle de nos émotions, accompagnés du souci de ne pas faire d'erreurs. Dans les deux cas, nous avons tendance à nous montrer indépendants et à ne compter que sur nous-mêmes.

Toutefois, là où, dans le mécanisme n° 1, nous :
- restons terre à terre et visons des améliorations concrètes ;
- suivons les règles ;
- nous impliquons et sommes actifs ;
- cherchons à réduire le nombre d'options et à prendre des décisions ;

dans le mécanisme n° 5, nous :
• restons dans l'abstraction et la théorie ;
• n'aimons ni les conventions ni l'autoritarisme ;
• nous tenons en retrait, en position d'observateur ;
• cherchons à recueillir de l'information.

Confusion 1-6 (perfectionnisme / quête d'approbation)

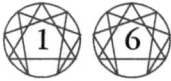

Les deux mécanismes nous mettent aux prises avec un fort sens du devoir et de l'engagement. D'une nature inquiète et pessimiste, nous sommes lents à donner notre confiance. Nous avons dans les deux cas une propension à travailler trop et à avoir du mal à nous relaxer. Nous apprécions les procédures clairement définies.

Toutefois, là où, dans le mécanisme n° 1, nous :
• sommes bien ancrés ;
• réprimons notre colère ;
• nous décidons rapidement et adoptons un comportement prévisible ;
• avons le souci d'avoir raison ;

dans le mécanisme n° 6, nous :
• sommes anxieux par nature ;
• pouvons montrer notre colère en phase « contre-phobique » en affichant notre témérité ;
• avons du mal à nous décider et adoptons un comportement imprévisible ;
• avons le souci d'être en sécurité.

Confusion 1-8 (perfectionnisme / recherche de pouvoir)

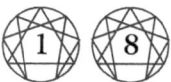

Dans les deux mécanismes, il s'agit de travailler dur, d'être centré sur son objectif et d'avoir de l'ambition. Notre confiance en nous induit un style plutôt direct et un sens de l'indépendance affirmé. Nous avons tendance à prendre des responsabilités et à pousser les autres à en faire autant. Nous percevons le monde sans nuances : plutôt en « noir et blanc » ou en « tout ou rien », avec un manque de nuances intermédiaires.

Toutefois, là où, dans le mécanisme n° 1, nous :
• posons un discours modéré et courtois ;
• sommes méthodiques ;

- plaçons les autres sous pression afin qu'ils changent ;
- suivons les règles ;

dans le mécanisme n° 8, nous :
- posons un discours excessif et parfois grossier ;
- sommes spontanés ;
- intimidons les autres pour qu'ils changent ;
- dérogeons aux règles si elles nous dérangent, même quand nous les avons créées.

Les confusions possibles avec le mécanisme n° 2 (aide aux autres)

Confusion 2-3 (aide aux autres / quête de victoire)

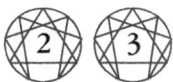

Dans les deux mécanismes, nous présentons volontiers un abord amical, sociable, enthousiaste, témoignant d'un souci de soigner notre image. Nous apprécions l'approbation, la reconnaissance, l'admiration des autres. Une façade de confiance en soi peut dissimuler notre vulnérabilité. Il peut nous être difficile d'exprimer des sentiments négatifs.

Toutefois, là où, dans le mécanisme n° 2, nous :
- voulons être appréciés pour notre générosité ;
- nous sentons exister à travers nos relations aux autres ;
- aimons parler de nos sentiments ;
- aimons aller au bout de nos sentiments ;

dans le mécanisme n° 3, nous :
- voulons être appréciés pour nos réalisations et nos succès ;
- nous sentons exister à travers notre travail ;
- aimons parler de nos objectifs ;
- évitons les sentiments forts.

Confusion 2-4 (aide aux autres / originalité)

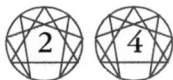

Dans les deux mécanismes, la relation à l'autre revêt une grande importance. Nous pouvons être possessifs et jaloux. Nous développons une grande sensibilité au fait de nous sentir rejetés, souvent accompagnée d'une certaine culpabilité.

Toutefois, là où, dans le mécanisme n° 2, nous :
- nous centrons sur l'autre ;
- tentons de cacher notre tristesse ;
- avons tendance à vouloir entrer en contact avec l'autre ;
- nous exprimons en donnant aux autres ;

dans le mécanisme n° 4, nous :
- nous centrons sur nous-mêmes ;
- exhibons notre tristesse ;
- sommes souvent en retrait ;
- nous exprimons en communiquant nos sentiments.

Confusion 2-6 (aide aux autres / quête d'approbation)

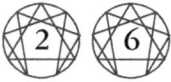

Dans les deux mécanismes, nous nous montrons amicaux et ouverts à la compassion. Nous aimons donner de l'aide et des conseils. Nous sommes très sensibles à la critique. Par peur de l'abandon, nous pouvons nous subordonner à l'autre pour en être aimé.

Toutefois, là où, dans le mécanisme n° 2, nous :
- voulons par-dessus tout être aimé ;
- sommes souvent flatteurs ;
- fondons notre décision sur notre ressenti ;
- accordons facilement notre confiance ;
- nous centrons sur les éléments positifs ;

dans le mécanisme n° 6, nous :
- voulons par-dessus tout être protégés ;
- sommes soupçonneux à l'égard de la flatterie sans toutefois nous interdire d'en user nous-mêmes, dans certaines occasions ;
- fondons notre décision sur une analyse logique ;
- testons l'autre avant de lui accorder notre confiance ;
- imaginons souvent le pire.

Confusion 2-7 (aide aux autres / optimisme)

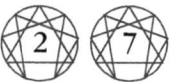

Dans les deux mécanismes, nous nous montrons spontanés, enthousiastes, optimistes et un peu idéalistes. Nous affichons un côté charmeur et séducteur. Nous aimons motiver les autres.

Toutefois, là où, dans le mécanisme n° 2, nous :
- nous centrons sur la vie de l'autre ;
- voulons que les gens se sentent à l'aise pour raconter leurs problèmes ;
- tenons à nous rendre indispensables à l'autre ;
- abandonnons nos centres d'intérêt au profit de la relation ;

dans le mécanisme n° 7, nous :
- nous centrons sur nos propres projets ;
- sommes mal à l'aise quand les autres nous racontent leurs problèmes ;
- ne voulons pas que les autres dépendent de nous ;
- restons attentifs à notre propre intérêt.

Confusion 2-9 (aide aux autres / quête d'harmonie)

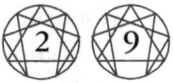

Dans les deux mécanismes, nous faisons preuve de générosité et d'empathie et nous éprouvons des difficultés à nous imposer et à exprimer notre colère. Dans les deux cas, nous dépendons de l'autre pour pouvoir nous sentir bien.

Toutefois, là où, dans le mécanisme n° 2, nous :
- pouvons adopter un abord théâtral ;
- faisons assez facilement connaître nos sentiments ;
- avons confiance en nous et nous préoccupons de notre image ;

dans le mécanisme n° 9, nous :
- restons relativement réservés et calmes ;
- gardons nos sentiments pour nous ;
- apparaissons modestes et sans prétention.

Les confusions possibles avec le mécanisme n° 3 (quête de victoire)

Confusion 3-6 (quête de victoire / quête d'approbation)

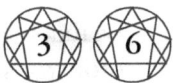

Dans les deux mécanismes, nous nous montrons responsables et pleins d'énergie. Nous nourrissons de grandes attentes pour nous-mêmes et pour les autres. Nous aimons contrôler les situations, avec opiniâtreté, pour atteindre un objectif. Faute de relâcher la pression, nous avons tendance au surmenage.

Toutefois, là où, dans le mécanisme n° 3, nous :
- nous centrons sur nos objectifs personnels ;
- sommes confiants et optimistes ;
- nous intéressons d'avantage à ce qui peut être fait qu'à ce qui ne va pas ;
- pouvons avoir du mal à travailler en équipe si cela nuit à notre efficacité ;

dans le mécanisme n° 6, nous :
- nous centrons sur notre devoir envers un groupe ou une cause ;
- sommes anxieux et pessimistes ;
- nous attardons sur les erreurs et prévoyons le désastre ;
- prenons plaisir à participer à un travail de groupe.

Confusion 3-7 (quête de victoire / optimisme)

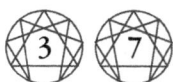

Dans les deux mécanismes, nous nous présentons comme actifs, optimistes et aimant aller vite. Nous avons tendance à nous montrer charmeurs, recherchant l'admiration et l'attention des autres. Nous sommes mal à l'aise avec des gens malheureux ou déprimés. Nous aimons relever les défis.

Toutefois, là où, dans le mécanisme n° 3, nous :
- avons toujours de nouveaux objectifs pour travailler ;
- restons assez conformistes ;
- pouvons avoir plusieurs projets à la fois et chercher à tous les réaliser ;

dans le mécanisme n° 7, nous :
- faisons toujours des plans pour de nouvelles aventures ;
- sommes en dehors des conventions et refusons l'autoritarisme ;
- menons plusieurs projets à la fois mais pouvons en laisser certains inachevés.

Confusion 3-8 (quête de victoire / recherche de pouvoir)

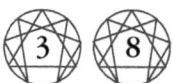

Dans les deux mécanismes, nous déployons beaucoup d'énergie et d'enthousiasme. Nous nous montrons ambitieux et parfois « fous de travail ». Nous aimons prendre des responsabilités et mener les autres, en préservant notre propre autonomie. Nous avons tendance à cacher nos faiblesses.

Toutefois, là où, dans le mécanisme n° 3, nous :
- cherchons à être admirés ;
- sommes assez conformistes ;
- utilisons la diplomatie pour éviter le conflit ;
- pouvons manipuler les autres pour les faire travailler plus ;

dans le mécanisme n° 8, nous :
- cherchons à être respectés ;
- sommes fiers d'être individualistes et non conformistes ;
- n'avons pas peur de choquer et d'aller à l'affrontement ;
- nous moquons d'avoir une image de gentil.

Les confusions possibles avec le mécanisme n° 4 (originalité)

Confusion 4-5 (originalité / explication du monde)

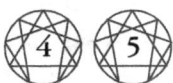

Dans les deux mécanismes, nous nous montrons originaux et créatifs, avec une tendance à être en dehors des conventions, voire excentrique. Très sensibles à la critique nous pouvons nous montrer mal à l'aise en société.

Toutefois, là où, dans le mécanisme n° 4, nous :
- vivons dans l'émotion et l'humeur du moment ;
- cherchons dans le cadre d'une relation à faire monter l'intensité émotionnelle ;
- voulons exprimer nos sentiments et être compris ;
- nous impliquons avec les autres ;

dans le mécanisme n° 5, nous :
- restons calmes et objectifs ;
- cherchons une relation qui soit stable et sans remous ;
- nous sentons mal à l'aise pour exprimer des sentiments que nous préférons garder pour nous ;
- restons à distance, même dans le cadre de l'intimité.

Confusion 4-6 (originalité / quête d'approbation)

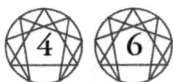

Dans les deux mécanismes, nous nous montrons chaleureux et sensibles. Nous nous sentons facilement incompris et sujets aux sentiments de honte ou de culpabilité. Nous avons tendance à analyser et à remettre en cause nos propres motivations et sentiments ainsi que ceux des autres.

Toutefois, là où, dans le mécanisme n° 4, nous :
- cherchons des relations intenses ;
- faisons confiance à nos sentiments ;
- adoptons souvent une voix calme et parfois triste ;
- sommes enclins à la dépression ;

dans le mécanisme n° 6, nous :
- cherchons des relations sécurisantes ;
- utilisons le raisonnement pour vérifier nos impressions ;
- adoptons souvent une voix qui résonne de nervosité ;
- sommes enclins à l'anxiété.

Confusion 4-7 (originalité / optimisme)

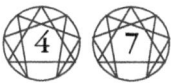

Dans les deux mécanismes, nous nous montrons imaginatifs et expressifs, cherchant l'intensité du vécu, avec un goût pour la démesure. Nous sommes volontiers non conformistes ou idéalistes, oscillant en permanence entre le plaisir d'être engagé et notre volonté d'indépendance.

Toutefois, là où, dans le mécanisme n° 4, nous :
- souhaitons entrer en connexion émotionnelle avec l'autre ;
- pouvons nous complaire dans la peine et les idées noires ;
- nous montrons durs envers nous-mêmes ;
- nous souvenons de notre enfance comme d'un moment triste et difficile ;

dans le mécanisme n° 7, nous :
- souhaitons pouvoir parler à l'autre de nos aventures ;
- cherchons le bonheur et la nouveauté en évitant tout ce qui est désagréable ;
- nous aimons bien ;
- nous souvenons de notre enfance comme d'un moment heureux.

Confusion 4-9 (originalité / quête d'harmonie)

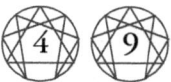

Dans les deux mécanismes, nous nous montrons chaleureux et ouverts à la compassion, évitant le conflit et la confrontation. Nous sommes têtus et résistons aux pressions. Nous éprouvons parfois des difficultés à prendre des décisions.

Toutefois, là où, dans le mécanisme n° 4, nous :
- nous montrons théâtraux ;
- affichons souvent un style décalé ;
- voudrions que le monde soit différent de ce qu'il est ;
- sommes attachés à notre mélancolie.

Dans le mécanisme n° 9, nous :
- sommes calmes ;
- adoptons plutôt un style conventionnel ;
- acceptons le monde tel qu'il est ;
- avons tendance à reprouver la mélancolie.

Les confusions possibles avec le mécanisme n° 5 (explication du monde)

Confusion 5-6 (explication du monde / quête d'approbation)

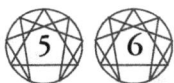

Dans les deux mécanismes, nous affichons un abord compétent et instruit, ainsi qu'un bon sens de l'humour. Nous jouons volontiers les avocats du diable et nous pouvons nous montrer arrogants, cyniques, polémiques ou rebelles.

Toutefois, là où, dans le mécanisme n° 5, nous :
- parlons doucement, avec réserve et restons en retrait ;
- paraissons souvent calmes ;
- donnons une image de détachement émotionnel ;

dans le mécanisme n° 6, nous :
- nous montrons plutôt sociables et avenants ;
- paraissons souvent nerveux ;
- affichons des réactions émotionnelles fortes et intenses, particulièrement en phase de « contre-phobie ». C'est-à-dire lorsque, pour lutter contre notre peur, nous faisons preuve de témérité.

Confusion 5-9 (explication du monde / quête d'harmonie)

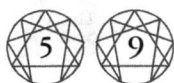

Dans les deux mécanismes, nous évitons les conflits et les situations difficiles. Nous sommes curieux de récolter des informations. Le ton de notre voix est plutôt bas. Face à une demande que nous ne souhaitons pas satisfaire, nous faisons preuve d'inertie, sans nous opposer verbalement.

Toutefois, là où, dans le mécanisme n° 5, nous :
- nous tenons à l'écart des autres ;
- nous montrons méfiants et cyniques ;
- nous fatiguons en restant trop longtemps avec les autres et ressentons le besoin de nous isoler ;
- élaborons des phrases courtes et succinctes ;

dans le mécanisme n° 9, nous :
- fusionnons avec les autres ;
- sommes volontiers crédules et optimistes ;
- pouvons rester longtemps avec un groupe ;
- élaborons des phrases qui n'en finissent pas de « tourner autour du pot ».

Les confusions possibles avec le mécanisme n° 6 (quête d'approbation)

Confusion 6-7 (quête d'approbation / optimisme)

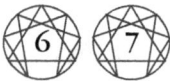

Dans les deux mécanismes, nous affichons un abord avenant et sociable et un bon sens de l'humour. Nous avons un côté impulsif et nerveux.

Toutefois, là où, dans le mécanisme n° 6, nous :
- aimons la sécurité que procure l'engagement ;
- aimons les choses prévisibles ;
- analysons les motivations des autres avec une certaine méfiance ;

dans le mécanisme n° 7, nous :
- aimons garder des options ouvertes en évitant de nous engager ;
- aimons la nouveauté et les surprises si elles sont agréables ;
- espérons que l'autre voudra bien partager notre aventure, sans nous préoccuper, outre mesure, de ses motivations.

Confusion 6-8 (quête d'approbation / recherche de pouvoir)

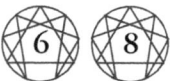

Le mécanisme n° 6 en phase « contre-phobique » entraîne des comportements très similaires à ceux que produit le mécanisme n° 8.

Toutefois, là où, dans le mécanisme n° 6, nous :
- pouvons céder sous la pression ;
- passons à l'attaque en prenant des mesures pour se protéger ;

- pouvons donner de longues explications afin de nous assurer que nos ordres ont bien été compris ;
- nous décidons après avoir vérifié que nous avons bien pensé à tout ;

dans le mécanisme n° 8, nous :
- tentons d'intimider les autres quand nous nous sentons sous pression ;
- allons de l'avant avec peu de souci de nous protéger ;
- allons droit au but dans nos directives ;
- prenons nos décisions facilement sur la base de notre instinct.

Les confusions possibles avec le mécanisme n° 7 (optimisme)

Confusion 7-8 (optimisme / recherche de pouvoir)

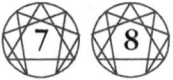 Dans les deux mécanismes, nous débordons d'énergie et d'enthousiasme. L'exubérance peut facilement être au rendez-vous. Nous sommes autonomes et indépendants, souvent égocentriques. Nous nous opposons à l'autorité et testons les limites.

Toutefois, là où, dans le mécanisme n° 7, nous :
- nous montrons souriants ;
- pouvons avoir un style indirect et évasif ;
- ne voulons pas créer de sentiments négatifs ;

dans le mécanisme n° 8, nous :
- nous montrons intimidants ;
- adoptons souvent un style direct et sans détours ;
- nous préoccupons rarement de l'harmonie d'une situation.

Confusion 7-9 (optimisme / quête d'harmonie)

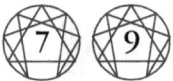 Dans les deux mécanismes, nous affichons un abord amical et idéaliste en nous centrant sur les aspects positifs des choses. Nous évitons les conflits et les situations générant des sentiments désagréables. Nous avons souvent tendance à nous montrer bavard. Nous éprouvons des difficultés à faire des choix.

Toutefois, là où, dans le mécanisme n° 7, nous :
- cherchons à faire monter l'adrénaline ;
- obtenons directement ou indirectement ce que nous voulons ;

- nous échappons des situations difficiles ou ennuyeuses ;
- pouvons être brusques et impatients ;

dans le mécanisme n° 9, nous :
- cherchons le contentement ;
- ne savons pas vraiment ce que nous voulons ;
- ne remarquons pas que la situation nous pose un problème ;
- sommes doux et jamais pressés.

Chapitre 4

La dynamique de l'ennéagramme

Les ailes

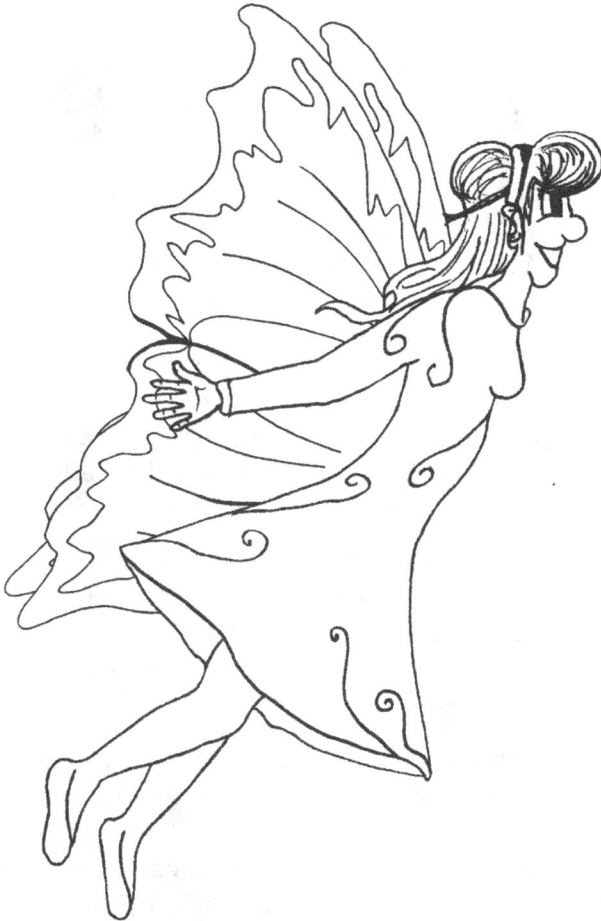

En soi, la description donnée aux chapitres précédents pour les neuf mécanismes de l'ennéagramme ouvre déjà à une compréhension plus profonde de nos fonctionnements internes. Mais l'ennéagramme va plus loin. En effet, les neuf mécanismes y sont représentés à l'intérieur d'une figure particulière. Et la première des caractéristiques de celle-ci, c'est que les mécanismes sont figurés le long d'un cercle, un peu comme si les divers fonctionnements évoqués se tenaient par la main pour réaliser l'intégralité des possibles auxquels l'être humain peut prétendre.

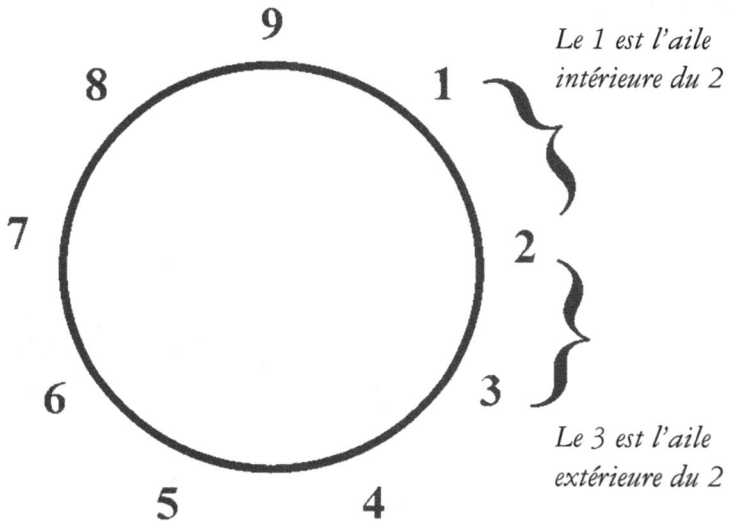

Le 1 est l'aile intérieure du 2

Le 3 est l'aile extérieure du 2

Ainsi, chaque point figurant un mécanisme donné est entouré de part et d'autre par deux points que nous appellerons des « ailes ». Chaque profil a donc deux ailes. Le 2, par exemple, a une aile 1 et une aile 3.

En tournant le long du cercle dans le sens des aiguilles d'une montre, nous appellerons l'aile située « avant » le point considéré « aile intérieure ». Nous donnerons à l'autre aile le nom d'« aile extérieure ». Ainsi, pour le 1, l'aile intérieure est le 9 et l'aile extérieure le 2, pour le 6, l'aile intérieure est le 5 et l'aile extérieure le 7, etc.

Pour un profil donné, nous pouvons alors constater que les comportements manifestés peuvent être plus ou moins teintés des caractéristiques habituelles d'un des deux profils voisins correspondant à une aile. Nous pourrons par exemple trouver des individus manifestant majoritairement un comportement caractéristique du mécanisme 7, avec beaucoup d'éléments relevant du 8. Nous pourrons alors dire que nous avons affaire à un comportement « 7 aile 8 ».

Chaque aile donne à un profil plus de choix de comportements, et, à ce titre, plus les ailes sont « développées », plus la personne devient libre de ses choix. On a constaté empiriquement que la plupart des gens avaient tendance à avoir une aile très développée et l'autre beaucoup moins. Le développement de cette dernière intervient souvent autour de la quarantaine. Quand une seule des ailes est présente dans nos comportements, s'efforcer de rencontrer l'autre facette de nous-mêmes constituée par l'aile atrophiée, qui est parfois même rejetée, est un travail de développement personnel bénéfique. Il nous permettra de nous rééquilibrer et d'introduire plus de liberté de choix dans nos vies.

Si une aile est développée, elle accompagnera la personne considérée dans toutes ses intégrations et désintégrations. Autrement dit, quand tout va pour le mieux, elle pourra manifester les caractéristiques positives de son aile en plus des caractéristiques positives de son mécanisme majoritaire. Mais quand tout va mal, en général à la suite d'un stress trop fort, elle manifestera, outre les caractéristiques négatives de son mécanisme compulsif majoritaire, les caractéristiques négatives de l'aile qui s'y trouvera alors associée.

Si l'on dégage à présent les principaux éléments qu'apportent les ailes, positifs ou négatifs selon les circonstances de stress dans lesquelles se trouve la personne, on peut proposer les pistes suivantes, qui sont bien loin, cependant, d'épuiser le sujet.

MÉCANISME N° 1

Perfectionnisme

AILE 9 (intérieure)
L'IDÉALISTE

Apports positifs

Discernement et sagesse.
Flexibilité et tolérance.

Tendance souvent marquée
à la réserve et à l'introversion.

Apports négatifs

Idéalisme déconnecté de la réalité
et répression de la colère renforcée.

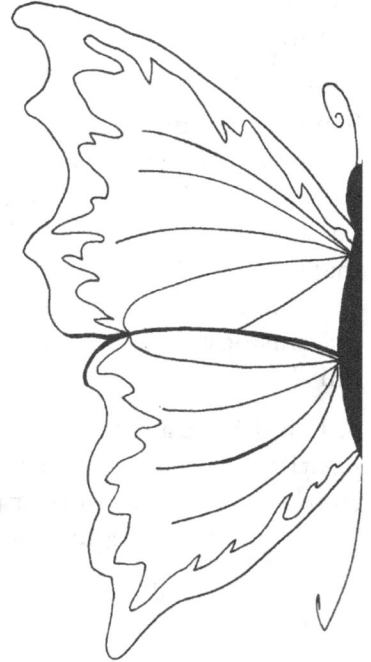

Quelle différence entre 1 aile 9 et 9 aile 1 ?

Entre l'idéaliste (1 aile 9) et le rêveur (9 aile 1), l'idéaliste, animé d'idéaux élevés, voudra montrer l'exemple en étant toujours en mouvement, tandis que, chez le rêveur, l'action se déroulera en général plutôt dans le calme, avec le souci de ne rien brusquer qui puisse dégénérer en situation conflictuelle.

AILE 2 (extérieure)
L'AVOCAT

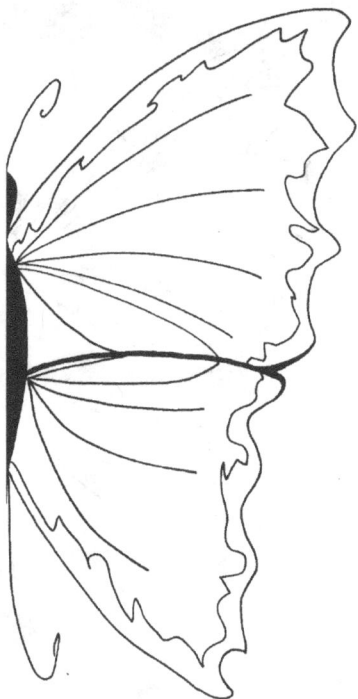

Apports positifs

Empathie et compassion
pour les autres.

Implication sociale visant à
améliorer l'avenir de l'humanité.

Apports négatifs

Sensibilité aux critiques
et souci des apparences.

Tendance à imposer son idéal
et à culpabiliser son interlocuteur.

Quelle différence entre 1 aile 2 et 2 aile 1 ?

Entre l'avocat (1 aile 2) et le serviteur (2 aile 1), l'avocat sera déterminé par la volonté de « bien faire les choses ». De ce fait, il fera preuve parfois d'intolérance. Chez le serviteur, en revanche, ce qui importe le plus est la relation avec l'autre, qui sera plus facilement accepté tel qu'il est.

MÉCANISME N° 2
Aide aux autres

AILE 1 (intérieure)
LE SERVITEUR

Apports positifs

Son caractère chaleureux se combine
à son sérieux dans sa quête de rendre
service de façon désintéressée.

Rigueur morale et implication
sociale plus développées.

Apports négatifs

Le conseil prend le dessus
sur la relation chaleureuse.

Tendance à la rigidité.

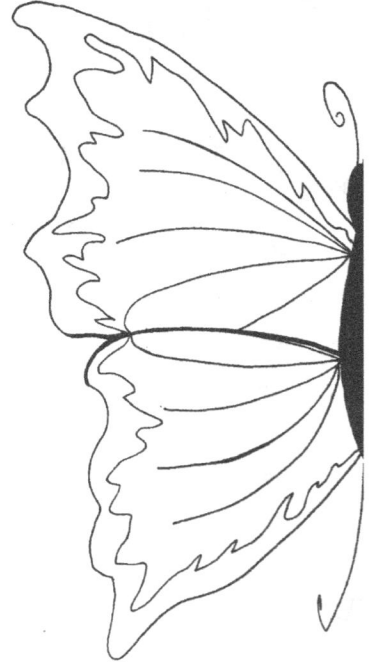

Quelle différence entre 2 aile 1 et 1 aile 2 ?

Entre l'avocat (1 aile 2) et le serviteur (2 aile 1), l'avocat sera déterminé
par la volonté de « bien faire les choses ». De ce fait, il fera preuve parfois
d'intolérance. Chez le serviteur, en revanche, ce qui importe le plus est
la relation avec l'autre, qui sera plus facilement accepté tel qu'il est.

AILE 3 (extérieure)
L'HÔTE

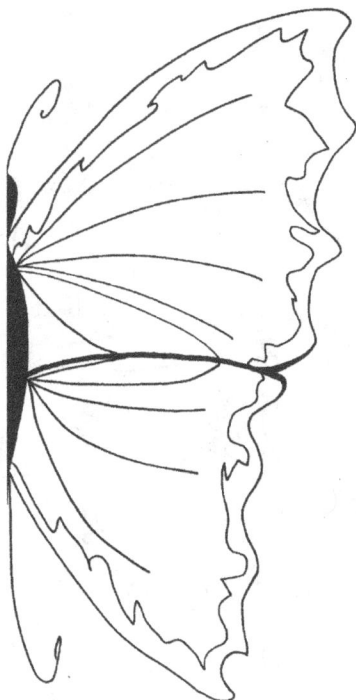

Apports positifs

L'estime personnelle est plus axée
sur les qualités personnelles
que sur la mesure des services rendus.

L'autonomie est donc favorisée.

Apports négatifs

Tendance au mensonge
et à la manipulation dans un objectif
de réalisation personnelle.

Quelle différence entre 2 aile 3 et 3 aile 2 ?

Entre l'hôte (2 aile 3) et le charmeur (3 aile 2), le serviteur se centrera sur la reconnaissance de sa générosité et le charmeur sur la reconnaissance de ses réussites.

MÉCANISME N° 3
Quête de victoire

AILE 2 (intérieure)
LE CHARMEUR

Apports positifs

Plus d'émotion et de spontanéité.

Une volonté d'être aimé qui pousse
à être proche des autres.

Apports négatifs

Ses tentatives pour supprimer de son
comportement ce qui pourrait
ne pas charmer produisent
un côté artificiel dans sa façon d'être.

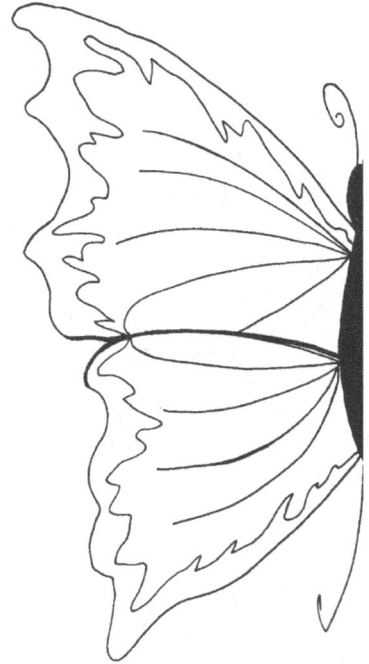

Quelle différence entre 3 aile 2 et 2 aile 3 ?

Entre l'hôte (2 aile 3) et le charmeur (3 aile 2), le serviteur se centrera sur la reconnaissance de sa générosité et le charmeur sur la reconnaissance de ses réussites.

AILE 4 (extérieure)
LE PROFESSIONNEL

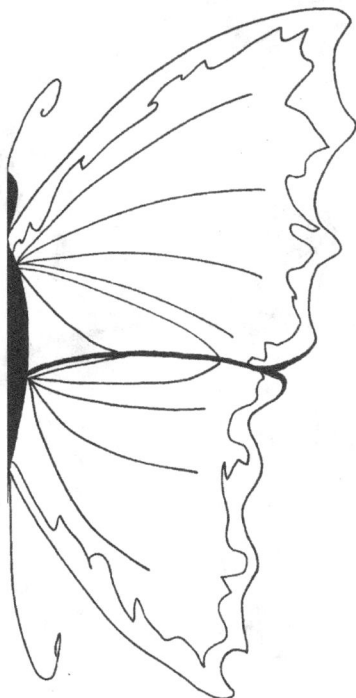

Apports positifs

L'estime personnelle vient du travail et des succès professionnels liés à un fort investissement.

Apports négatifs

Cohabitation entre une forte ambition et le doute de soi créant une forte pression, dommageable à long terme.

Quelle différence entre 3 aile 4 et 4 aile 3 ?

Entre le professionnel (3 aile 4) et l'aristocrate (4 aile 3), le professionnel se trouve dans la dynamique de « faire des choses », tandis que l'aristocrate existe par sa différence, en étant centré sur l'émotionnel.

MÉCANISME N° 4
Originalité

AILE 3 (intérieure)
L'ARISTOCRATE

Apports positifs

Combinaison entre créativité
et ambition.

Il s'agit de réussir
tout en se distinguant.

Apports négatifs

Superficialité et opportunisme.
L'extravagance est au rendez-vous.

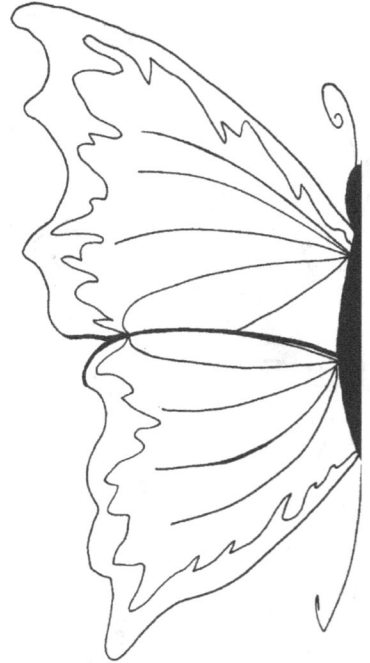

Quelle différence entre 4 aile 3 et 3 aile 4 ?

Entre le professionnel (3 aile 4) et l'aristocrate (4 aile 3), le professionnel se trouve dans la dynamique de « faire des choses », tandis que l'aristocrate existe par sa différence, en étant centré sur l'émotionnel.

AILE 5 *(extérieure)*
LE BOHÉMIEN

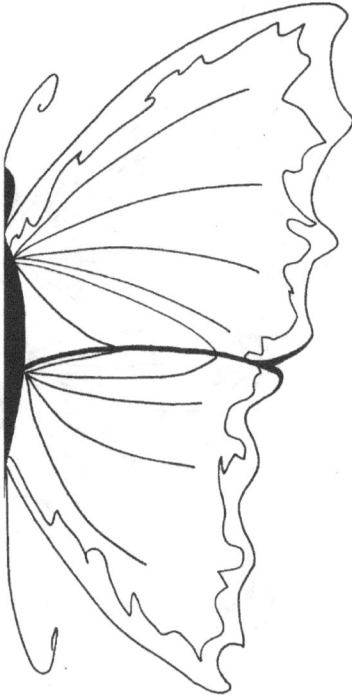

Apports positifs

Grande créativité grâce à la combinaison d'une riche palette d'émotions et d'une grande finesse de perception.

L'humeur est plus égale.

Apports négatifs

Tendance à vivre dans son imagination, qui l'éloigne d'un monde réel, moins attirant.

Quelle différence entre 4 aile 5 et 5 aile 4 ?

Entre le bohémien (4 aile 5) et l'iconoclaste (5 aile 4), le bohémien est dans une dynamique émotionnelle qui peut échapper à la rationalité alors que l'iconoclaste est dans un fonctionnement logique qui tient les émotions à distance.

MÉCANISME N° 5

Explication du monde

AILE 4 (intérieure)

L'ICONOCLASTE

Apports positifs

Sa curiosité et son sens
de l'observation se combinent
à son désir d'exprimer une vision
unique et personnelle.

Utilise son imagination plus volontiers
que ses capacités d'analyse.

Apports négatifs

Poussé à résister aux structures imposées.

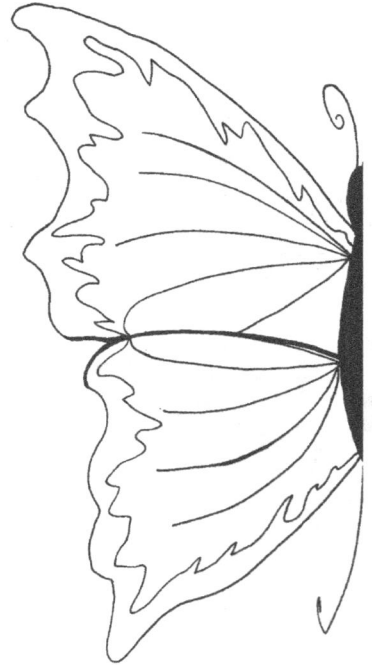

Quelle différence entre 5 aile 4 et 4 aile 5 ?

Entre le bohémien (4 aile 5) et l'iconoclaste (5 aile 4), le bohémien est dans une dynamique émotionnelle qui peut échapper à la rationalité alors que l'iconoclaste est dans un fonctionnement logique qui tient les émotions à distance.

AILE 6 *(extérieure)*
LE SOLUTIONNEUR DE PROBLÈMES

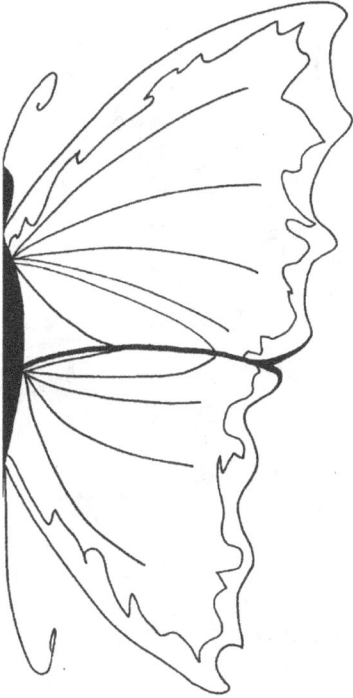

Apports positifs

Une capacité à agir et une implication
sociale plus grandes.
Tendance à privilégier
les sujets techniques.

Apports négatifs

Sécheresse émotionnelle
pouvant être accrue.
Une façon de communiquer plus difficile
et polémique.
Tendance à rester sur ses positions.

Quelle différence entre 5 aile 6 et 6 aile 5 ?

Entre le solutionneur de problèmes (5 aile 6) et le défenseur (6 aile 5),
le solutionneur de problèmes a tendance à prendre de la distance par
rapport au groupe alors que le défenseur se préoccupe d'être accepté par
le groupe.

MÉCANISME N° 6

Quête d'approbation

AILE 5 (intérieure)
LE DÉFENSEUR

Apports positifs

Attirance pour les systèmes
dans lesquels les règles sont bien
établies (lois, sciences).

Propension à se faire le porte-parole
d'une cause.

Apports négatifs

Poussé à faire les choses
en « indépendant » et sans prendre conseil,
ce qui renforce l'isolement.

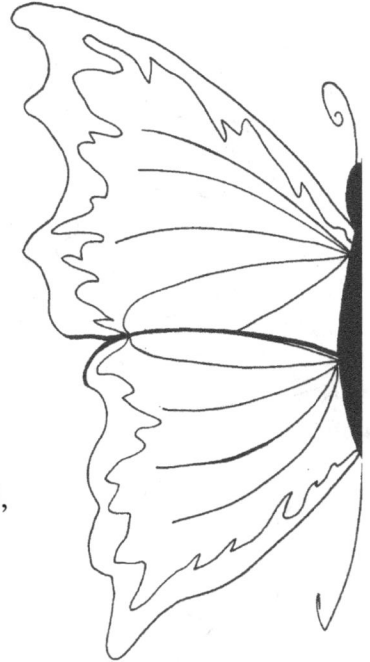

Quelle différence entre 6 aile 5 et 5 aile 6 ?

Entre le solutionneur de problèmes (5 aile 6) et le défenseur (6 aile 5),
le solutionneur de problèmes a tendance à prendre de la distance par
rapport au groupe alors que le défenseur se préoccupe d'être accepté par
le groupe.

AILE 7 *(extérieure)*
LE COPAIN

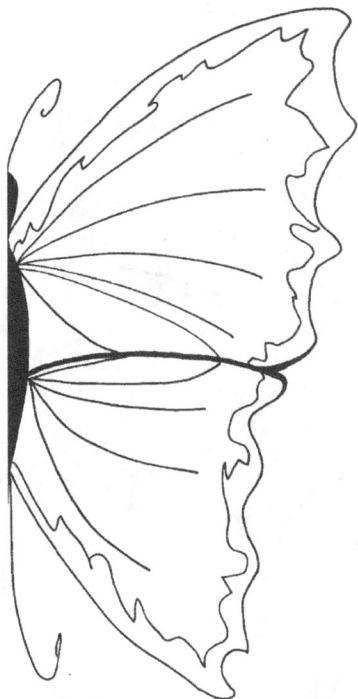

Apports positifs

Légèreté et humour,
qui n'empêchent pas
la fiabilité des engagements.

Apports négatifs

Poussé à chercher à tout prix
la reconnaissance
et l'appréciation d'autrui.

Sentiment de vulnérabilité exacerbé
entraînant un comportement plus impulsif.

Quelle différence entre 6 aile 7 et 7 aile 6 ?

Entre le copain (6 aile 7) et l'amuseur (7 aile 6), le copain se situe dans une logique de contrôle et de sécurité alors que l'amuseur s'inscrit dans une logique de plaisir et d'aventure.

MÉCANISME N° 7
Optimisme

AILE 6 (intérieure)
L'AMUSEUR

Apports positifs

L'ouverture vers les autres
est favorisée.

Il est facile d'interagir
avec les autres.

Apports négatifs

Dépendance à l'égard de l'autre.

Tendance à fuir les conflits.

La solitude pèse.

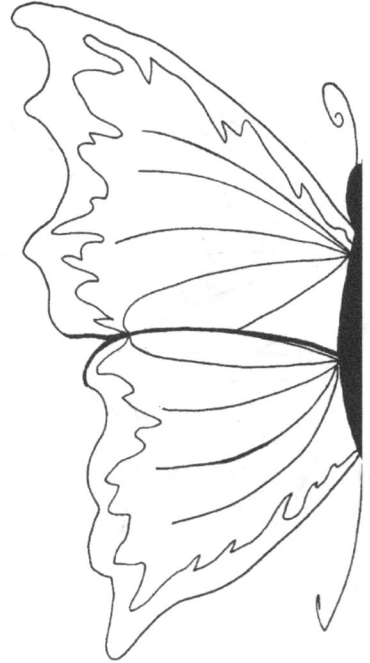

Quelle différence entre 7 aile 6 et 6 aile 7 ?

Entre le copain (6 aile 7) et l'amuseur (7 aile 6), le copain se situe dans
une logique de contrôle et de sécurité alors que l'amuseur s'inscrit dans
une logique de plaisir et d'aventure.

AILE 8 (extérieure)
LE RÉALISTE

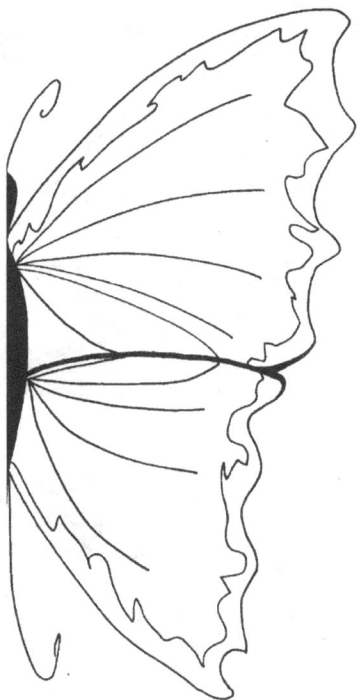

Apports positifs

Plus de confiance en soi,
plus de puissance et d'envie d'action.

Terre à terre et pratique.

Sens de l'humour mordant et incisif.

Apports négatifs

Tendance à imposer
ses projets aux autres,
parfois de manière agressive.

Quelle différence entre 7 aile 8 et 8 aile 7 ?

Entre le réaliste (7 aile 8) et l'indépendant (8 aile 7), le réaliste s'attache aux choix et aux options qui se doivent d'être tout en nuances quand l'indépendant voit plus volontiers les choses en noir et blanc et n'hésite pas à s'engager. Le mental est dominant pour le réaliste. L'instinct oriente l'indépendant.

MÉCANISME N° 8
Recherche de pouvoir

AILE 7 (intérieure)
L'INDÉPENDANT

Apports positifs

Sait fédérer les autres
autour de ses projets.

Volonté de laisser une trace dans
le monde pour le bien-être des autres.

Apports négatifs

Égocentrisme, agressivité, associabilité.

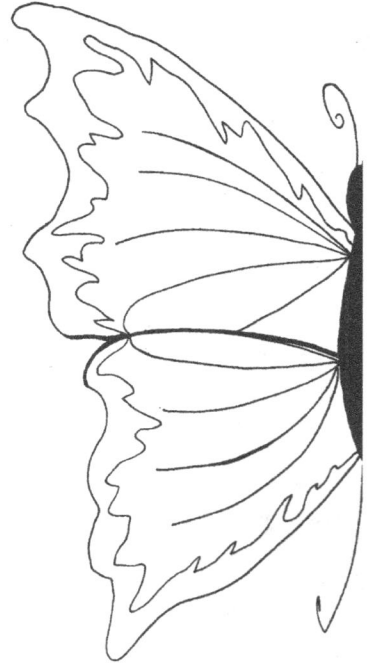

Quelle différence entre 8 aile 7 et 7 aile 8 ?

Entre le réaliste (7 aile 8) et l'indépendant (8 aile 7), le réaliste s'attache
aux choix et aux options qui se doivent d'être tout en nuances quand
l'indépendant voit plus volontiers les choses en noir et blanc et n'hésite
pas à s'engager. Le mental est dominant pour le réaliste. L'instinct
oriente l'indépendant.

AILE 9 (extérieure)
L'OURS

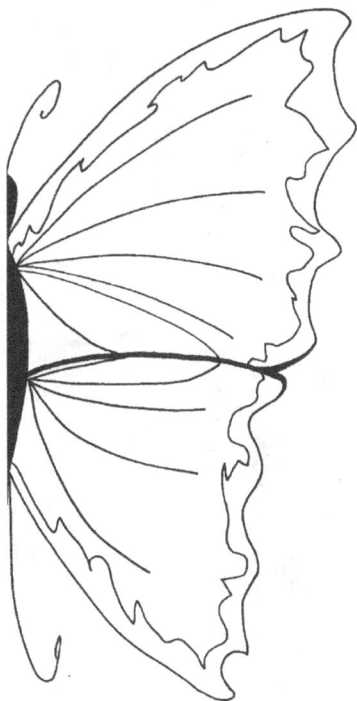

Apports positifs

Combinaison de confiance
en soi et de détermination
sous forme d'une force tranquille.

Capacité à rétablir
le calme dans les situations houleuses.

Apports négatifs

Face à une situation, indifférence initiale,
suivie d'une violente explosion.

Quelle différence entre 8 aile 9 et 9 aile 8 ?

Entre l'ours (8 aile 9) et l'arbitre (9 aile 8), l'ours a tendance à s'imposer et à affirmer ses positions tandis que l'arbitre se veut conciliant et médiateur, par souci d'éviter les conflits.

MÉCANISME N° 9
Quête d'harmonie

AILE 8 (intérieure)
L'ARBITRE

Apports positifs

La capacité à être agréable
et rassurant s'allie à la capacité d'action
et à la confiance en soi.

Apports négatifs

Intolérance, capacité à se mettre
dans des colères brèves
de façon impulsive.

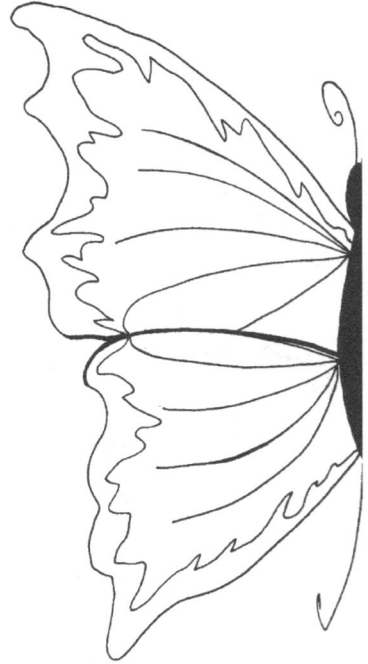

Quelle différence entre 9 aile 8 et 8 aile 9 ?

Entre l'ours (8 aile 9) et l'arbitre (9 aile 8), l'ours a tendance à s'imposer et à affirmer ses positions tandis que l'arbitre se veut conciliant et médiateur, par souci d'éviter les conflits.

AILE 1 (extérieure)
LE RÊVEUR

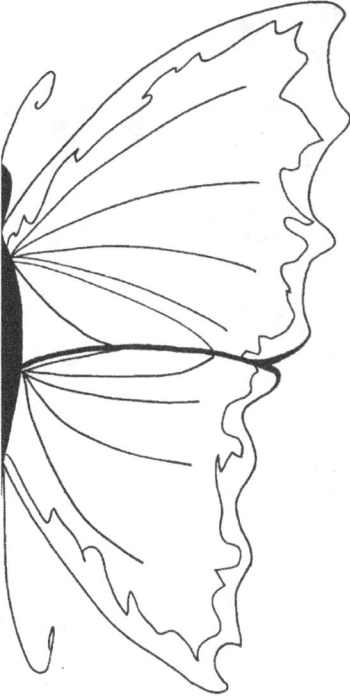

Apports positifs

Surplus de rigueur, d'intégrité, de présence au monde.

Don pour les formes de communication artistiques (danse, musique…).

Apports négatifs

Sensibilité aux critiques et souci des apparences.

Tendance à imposer son idéal et à culpabiliser son interlocuteur.

Quelle différence entre 9 aile 1 et 1 aile 9 ?

Entre l'idéaliste (1 aile 9) et le rêveur (9 aile 1), l'idéaliste, animé d'idéaux élevés, voudra montrer l'exemple en étant toujours en mouvement, tandis que, chez le rêveur, l'action se déroulera en général plutôt dans le calme, avec le souci de ne rien brusquer qui puisse dégénérer en situation conflictuelle.

Prendre son envol

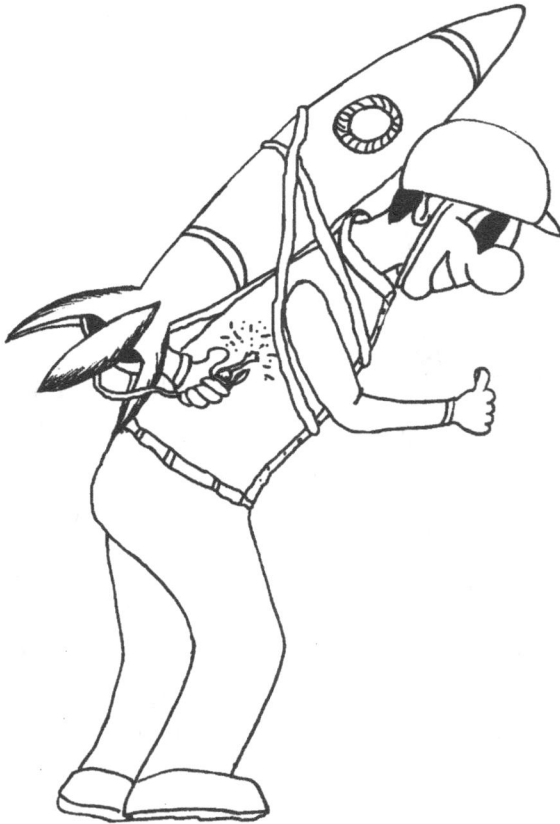

Nous venons de voir la finesse d'analyse supplémentaire des comportements que permettent les ailes. Mais, au-delà, il existe dans l'ennéagramme une structure de processus dont nous pouvons d'ores et déjà exploiter les conséquences, avant de l'étudier en détail plus loin, au chapitre 9 de cet ouvrage.

L'aile intérieure d'un point nous donne ainsi, à chaque fois, des informations précieuses sur l'état interne à rechercher pour faire fonctionner un profil dans des conditions qui seront favorables à la sortie de l'état mécanique dans lequel ce profil peut nous enfermer.

Dans le même ordre d'idées, l'aile extérieure nous renseigne sur la finalité constructive qui peut nous motiver à sortir d'un état mécanique donné. Ces considérations nous permettent alors de construire une méthode au cas par cas pour nous libérer de nos automatismes inconscients.

1. « Perfectionnisme »

Une personne manifestant une tendance à utiliser à l'excès le mécanisme du « perfectionnisme » aura intérêt à prendre conscience du fait que ses actions n'ont vraiment un sens que quand elles sont dirigées vers les autres (aile 2). Elle pourra dès lors s'appuyer sur la capacité à lâcher prise et à se laisser porter que lui inspire son aile 9 pour atteindre cette finalité et ainsi se libérer de l'esclavage de ce mécanisme.

en prenant conscience du fait
que le vrai but de son action,
ce sont les autres (2),

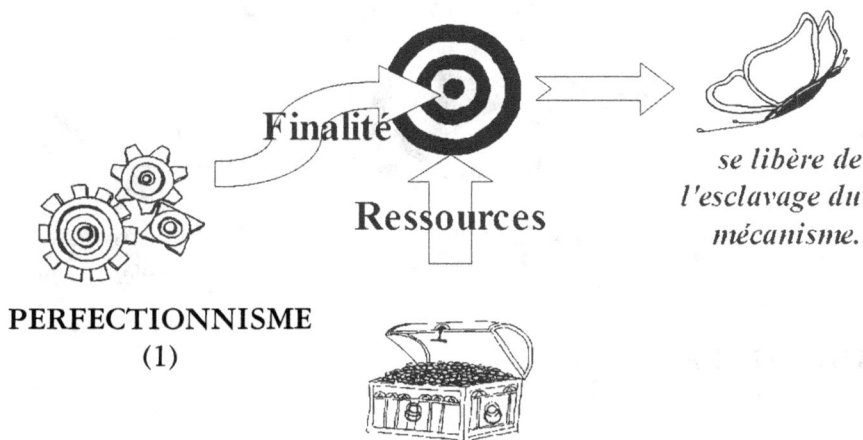

Finalité

Ressources

*se libère de
l'esclavage du
mécanisme.*

PERFECTIONNISME
(1)

en s'appuyant sur une certaine
capacité, que peut lui inspirer
le 9, à lâcher prise et à se laisser
porter.

2. « Aide aux autres »

Une personne manifestant une tendance à utiliser à l'excès le mécanisme d'« aide aux autres » aura intérêt à sortir de son identification émotionnelle de serviteur pour accomplir des choses, réaliser des projets (aile 3). Pour atteindre cette finalité, elle pourra s'appuyer sur la capacité à faire du bien dans un souci de « bien le faire » que lui inspirera son aile 1. C'est ainsi qu'elle parviendra à se libérer de l'esclavage de ce mécanisme.

en sortant de son identification émotionnelle de serviteur et en accomplissant des choses, en réalisant des projets (3),

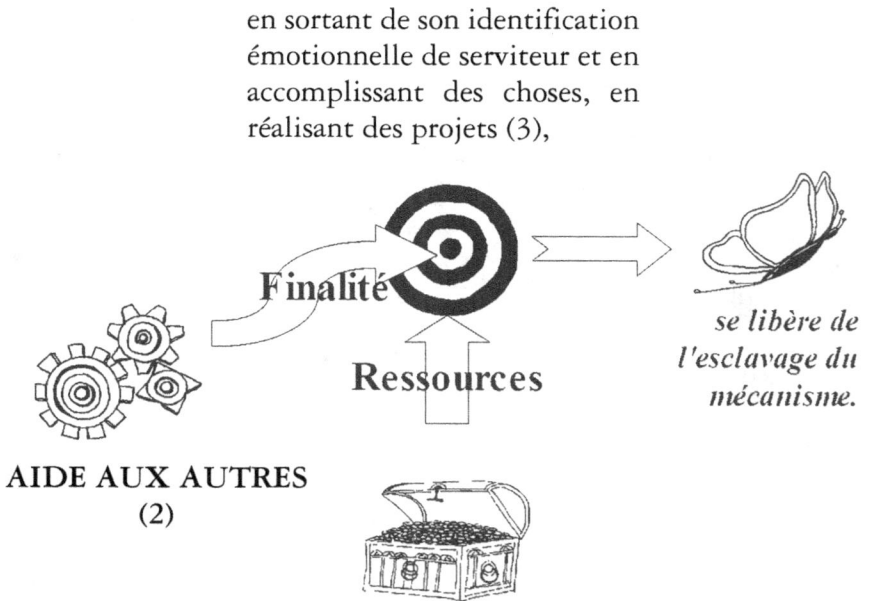

Finalité

Ressources

se libère de l'esclavage du mécanisme.

AIDE AUX AUTRES
(2)

en s'appuyant sur sa capacité à faire du bien avec un souci de « bien le faire », comme un 1.

3. « Quête de victoire »

Une personne manifestant une tendance à utiliser à l'excès le mécanisme « quête de victoire », aura intérêt à prendre conscience du fait qu'en cherchant à sublimer ses réalisations et à se rencontrer en suivant les désirs de son cœur (aile 4), elle pourra, en s'appuyant sur le souci du bien-être des autres (aile 2), se libérer de l'esclavage de ce mécanisme.

en cherchant à sublimer ses réalisations et à se rencontrer en suivant les désirs de SON cœur (4),

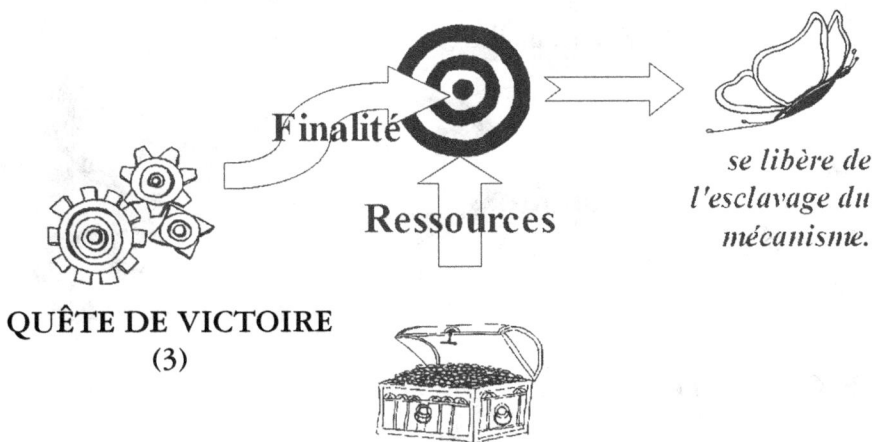

Finalité

Ressources

se libère de l'esclavage du mécanisme.

QUÊTE DE VICTOIRE
(3)

en s'appuyant sur un souci du bien-être des autres (2).

4. « Originalité »

Une personne manifestant une tendance à utiliser à l'excès le mécanisme « originalité » pourra prendre conscience de son intérêt à s'orienter vers une concrétisation de cette originalité (aile 3). Pour y parvenir, elle pourra créer des espaces protégés de tranquillité à l'intérieur d'elle-même (aile 5), à l'abri de la tempête émotionnelle dans laquelle elle est constamment plongée et ainsi se libérer de l'esclavage de ce mécanisme.

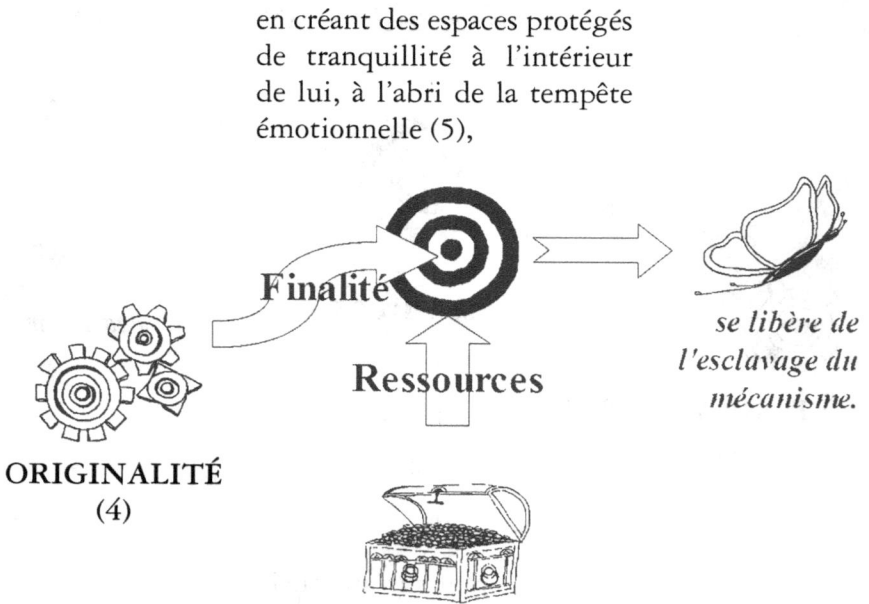

en créant des espaces protégés de tranquillité à l'intérieur de lui, à l'abri de la tempête émotionnelle (5),

Finalité

Ressources

ORIGINALITÉ
(4)

se libère de
l'esclavage du
mécanisme.

en s'orientant vers la concrétisation (3) de son originalité.

5. « Explication du monde »

Une personne manifestant une tendance à utiliser à l'excès le mécanisme
« explication du monde » pourra prendre conscience qu'elle peut mettre
ses capacités au service d'un groupe (aile 6), et que, pour y parvenir,
elle pourra s'appuyer sur sa capacité à se laisser guider par ses propres
émotions (aile 4), se donnant ainsi la possibilité de se libérer de l'esclavage
de ce mécanisme.

en mettant ses capacités au
service d'un groupe (6),

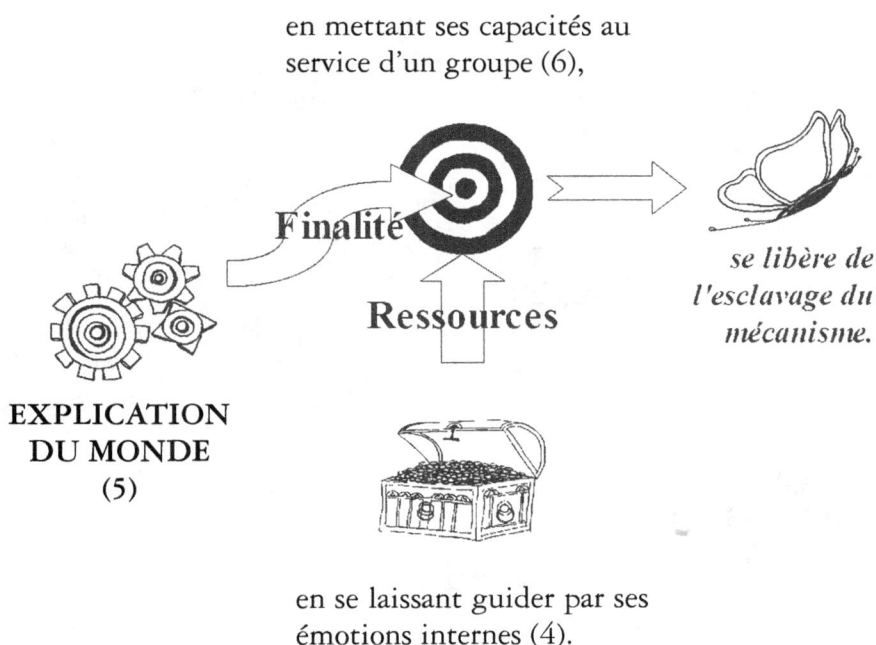

Finalité

Ressources

*se libère de
l'esclavage du
mécanisme.*

**EXPLICATION
DU MONDE
(5)**

en se laissant guider par ses
émotions internes (4).

6. « Quête d'approbation »

Une personne manifestant une tendance à utiliser à l'excès le mécanisme
« quête d'approbation », aura intérêt à aller de l'avant en prenant
conscience que le monde n'est pas toujours hostile et que la vie peut
être belle (aile 7). Pour y parvenir, il pourra s'appuyer sur la capacité à
analyser objectivement les situations que lui inspirera son aile 5, et se
libérer ainsi de l'esclavage de ce mécanisme.

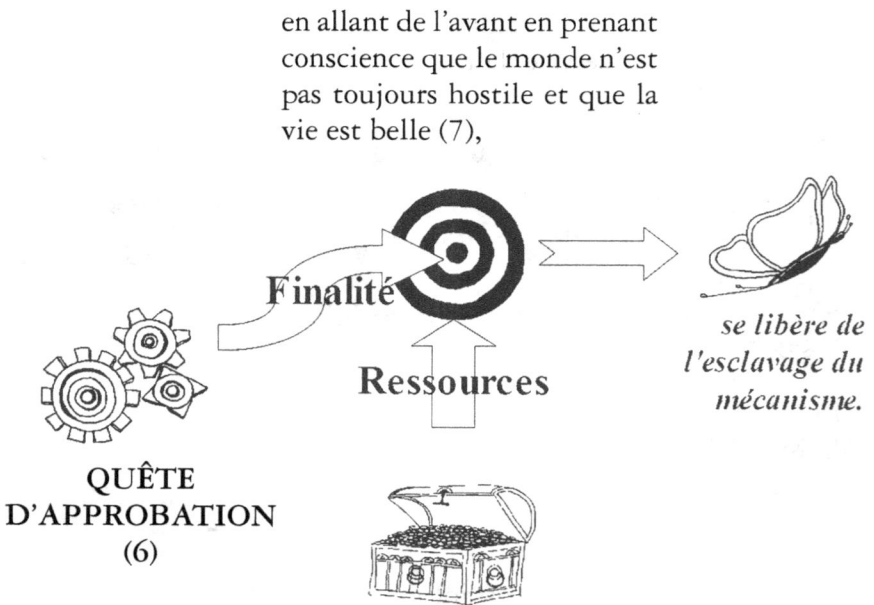

en allant de l'avant en prenant
conscience que le monde n'est
pas toujours hostile et que la
vie est belle (7),

Finalité

Ressources

*se libère de
l'esclavage du
mécanisme.*

**QUÊTE
D'APPROBATION
(6)**

en exploitant sa capacité à analyser
objectivement (5) les situations.

7. « Optimisme »

Une personne manifestant une tendance à utiliser à l'excès le mécanisme d'« optimisme » aura intérêt à admettre que son action serait plus utile si elle avait un réel impact dans le monde (aile 8). Pour y parvenir, elle pourra s'engager et rester fidèle à son engagement, comme le lui montre son aile 6, se libérant alors de l'esclavage de ce mécanisme.

en admettant que son action se doit d'avoir un réel impact dans le monde (8),

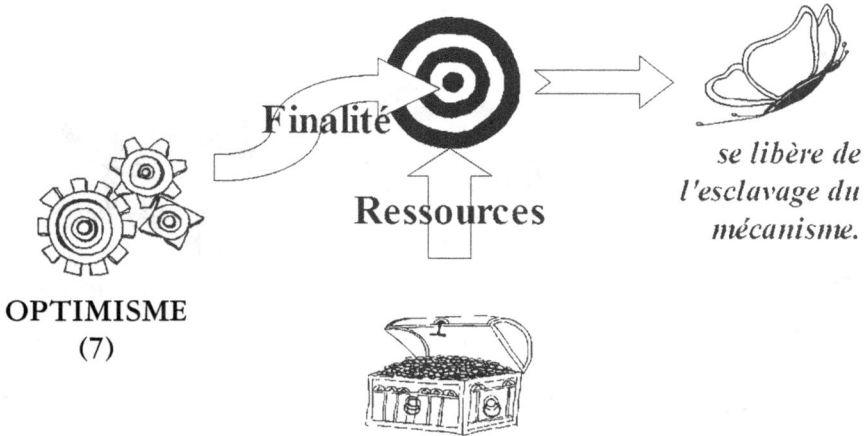

Finalité

Ressources

OPTIMISME
(7)

se libère de l'esclavage du mécanisme.

en s'engageant et en restant loyal à cet engagement (6).

8. « Recherche de pouvoir »

Une personne manifestant une tendance à utiliser à l'excès le mécanisme
« recherche de pouvoir » aura intérêt à prendre conscience du fait que
la médiation peut être plus efficace que la guerre, comme le lui propose
son aile 9. Pour mettre ce constat en pratique et abandonner la vision en
noir et blanc dont il est coutumier, un individu doté de ce profil pourra
s'appuyer sur un souci de créer des options en couleurs (aile 7), et ainsi
se libérer de l'esclavage de ce mécanisme.

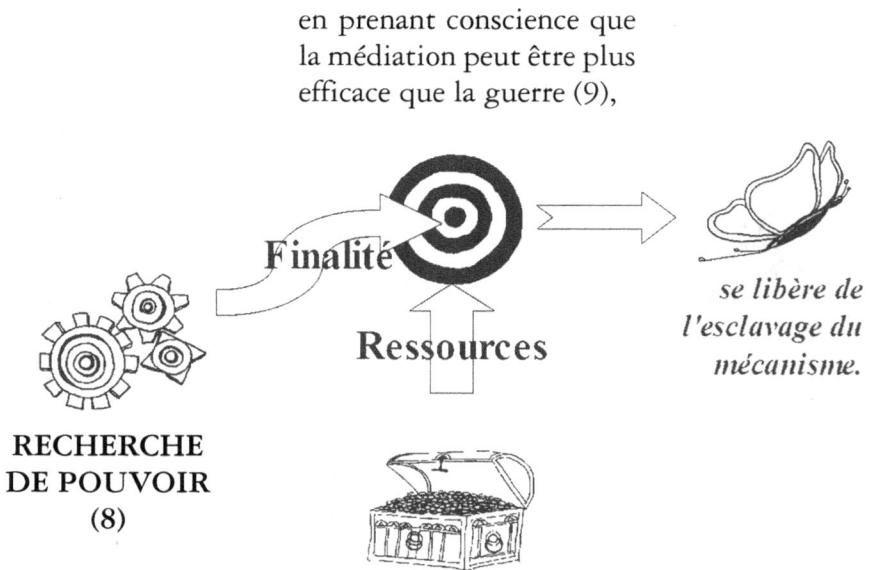

en prenant conscience que
la médiation peut être plus
efficace que la guerre (9),

Finalité

Ressources

se libère de
l'esclavage du
mécanisme.

**RECHERCHE
DE POUVOIR
(8)**

en s'appuyant sur un souci de créer
des options de couleurs (7) entre le
noir et le blanc.

9. « Quête d'harmonie »

Une personne manifestant une tendance à utiliser à l'excès le mécanisme de « quête d'harmonie » pourra, avec profit, se rendre compte que le monde a besoin qu'elle agisse pour le rendre meilleur (aile 1). Pour atteindre cette finalité, elle pourra mettre de l'énergie dans son action en s'inspirant de son aile 8 et ainsi se libérer de l'esclavage de ce mécanisme.

en se rendant compte que le monde a besoin qu'il agisse afin de le rendre meilleur (1),

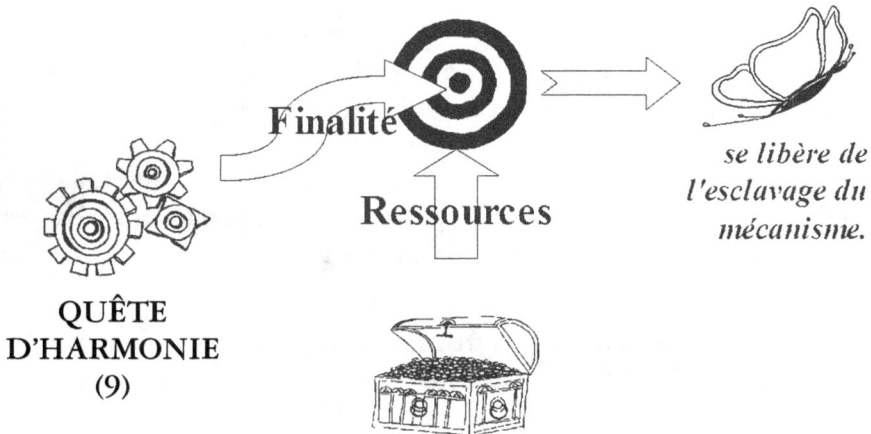

Finalité

Ressources

se libère de l'esclavage du mécanisme.

QUÊTE D'HARMONIE (9)

en mettant de l'énergie dans son action (8).

Intégration et désintégration

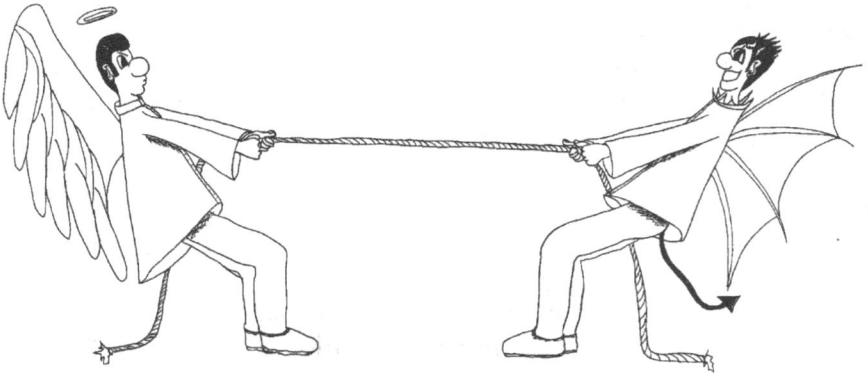

Chacun des neuf mécanismes répertoriés dans l'ennéagramme peut, en fin de compte, être assimilé à un « pilote automatique ». Face à une situation, il nous enchaîne à des comportements stéréotypés quand une vraie présence à nous-mêmes nous permettrait d'être dans un choix véritable. Ainsi, au lieu de choisir d'autres comportements plus adaptés, nous sommes victimes d'une compulsion engendrée par « ce que nous évitons à tout prix ».

Plus nous devenons esclaves de cette compulsion, plus nous apparaissons, de l'extérieur, prévisibles. Ainsi, nous nous « désintégrons » de plus en plus.

Mais plus nous prenons de distance par rapport à ces mécanismes, plus nous nous en libérons et plus nous nous « intégrons ». Intégration et désintégration conceptualisent deux mécanismes opposés. Au cours d'une journée nous pouvons connaître des moments où nous sommes plutôt « intégrés », et d'autres où nous sommes, au contraire, « désintégrés ».

C'est un des grands apports de l'ennéagramme de pouvoir révéler ces deux concepts. Et la figure qui y est associée permet de les représenter. En effet, à l'intérieur du cercle que nous avons déjà évoqué, on peut voir un dessin complexe, constitué de flèches, ce qui donne la représentation aboutie suivante :

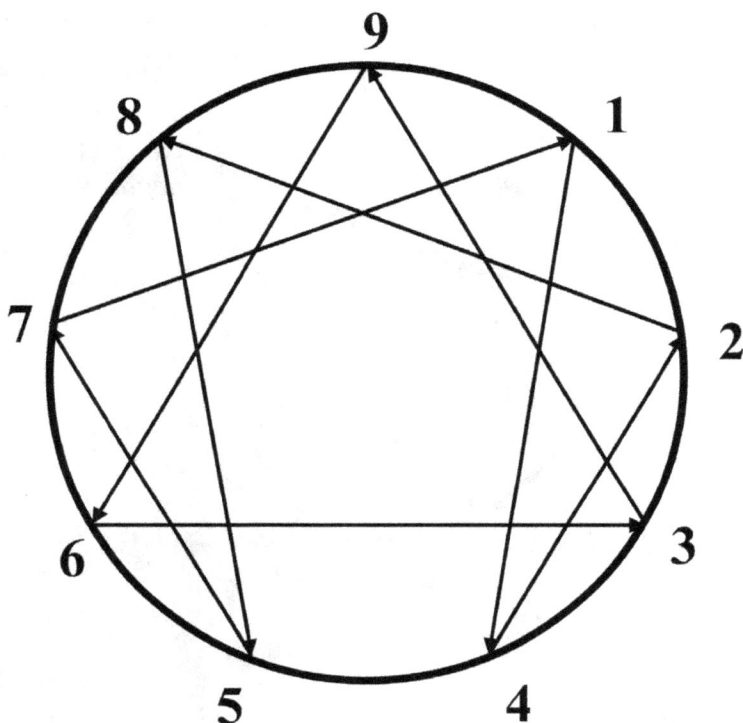

Métaphoriquement, ces flèches symbolisent un courant qui nous entraîne sous la pression d'un stress trop fort, et qu'on devient capable de remonter quand nous atteignons notre zone de sécurité. Tout dépend de la direction de la flèche. Ainsi, face au stress, un individu manifestant un mécanisme donné aura tendance à accentuer les comportements négatifs qui y sont liés. Si le phénomène s'amplifie, il finira par y ajouter en plus les caractéristiques négatives du mécanisme désigné par l'extrémité de la flèche dont il est l'origine sur le diagramme. Inversement, en situation de confort, l'individu aura tendance à se libérer de son mécanisme. Et plus il le fera, plus il ajoutera à son comportement les caractéristiques positives du mécanisme situé à l'origine de la flèche dont le comportement étudié est l'extrémité.

Pour comprendre plus facilement ce système, prenons un exemple :

Sous stress, manifestation des caractéristiques négatives du 1

Sous zone de confort, manifestation des caractéristiques positives du 5

Si un individu donné manifeste majoritairement le mécanisme d'optimisme (n° 7), sous l'effet du stress, il finira, « emporté par le courant », par ajouter à son comportement caractéristique les aspects négatifs du perfectionnisme (n° 1). Plus il ira bien, plus il sera en mesure de se libérer de la contrainte de devoir être à tout prix dans l'optimisme, pour éviter de souffrir, et plus il accédera aux caractéristiques positives du mécanisme d'explication du monde (n° 5). Le raisonnement reste le même quel que soit le point de départ du sujet sur la figure.

Ce processus « désintégration/intégration » ne doit pas, toutefois, être confondu avec la possibilité, toujours existante, de jouer dans une situation donnée la carte adaptée. Par exemple, si l'on peut dire que « le 7 se désintègre en 1 », le fait qu'une personne fonctionnant majoritairement sous l'emprise de ce mécanisme manifeste des comportements typiques du n° 1 ne signifie pas pour autant qu'elle est en train de se désintégrer. Si les comportements d'une personne sont positifs et adéquats, c'est plutôt le signe qu'elle devient capable de sortir des stéréotypes du n° 7 pour « s'intégrer ». Cela ne l'empêchera pas de manifester également des aspects positifs du « n° 5 ».

Explorons à présent, si vous le voulez bien, les conséquences de l'intégration et de la désintégration pour un individu qui utiliserait, majoritairement, un des neuf mécanismes dans son interaction au monde :

MÉCANISME N° 1

Perfectionnisme

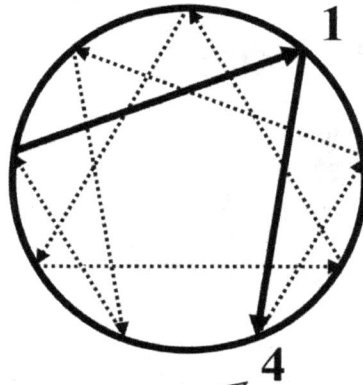

Intégration en 7

Il perd un peu de son sérieux et prend la vie du bon côté.

Il apprend à apporter du soleil dans la vie des autres.

Il découvre la joie, admet qu'on puisse le taquiner, et accepte le monde et lui-même tels qu'ils sont.

Il gagne en objectivité, voit ce qui marche à côté de ce qui ne marche pas et s'adapte à son entourage.

Désintégration en 4

Il veut se libérer du fardeau de ses obligations et se met à rêver et à fuir dans son imagination.

Il peut alors se sentir coupable de son irresponsabilité et devenir encore plus strict vis-à-vis de lui-même.

Il se sent incompris, d'humeur dépressive et peut se mettre à se comporter de façon théâtrale.

MÉCANISME N° 2

Aide aux autres

Désintégration en 8

Son style habituellement indirect se transforme en choc frontal, et il se plaint de ne pas recevoir ce qu'il mérite matériellement ou en termes de reconnaissance.
Il devient dominateur et contrôle tout, avec la capacité de se mettre facilement en colère.

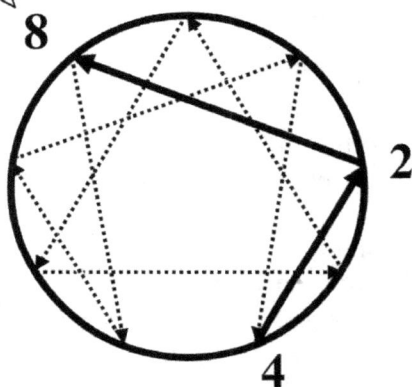

Intégration en 4

Il s'exprime pour lui-même, avec ce qu'il a d'unique et de spécial, comme une personne capable de sentiments profonds de joie et de peine.

Il admet son propre besoin de se voir apprécié pour ce qu'il est et pas seulement pour ce qu'il fait pour les autres.

MÉCANISME N° 3

Quête de victoire

🖓 Désintégration en 9

Il ralentit son rythme et devient diplomate et accommodant. Il ne veut pas trop sortir du lot et adopte un profil bas. Il se désengage.

Au lieu d'être efficace, il remplit son emploi du temps de choses qui gardent occupé, de routines, dans l'espoir de passer la situation difficile sans en être affecté.

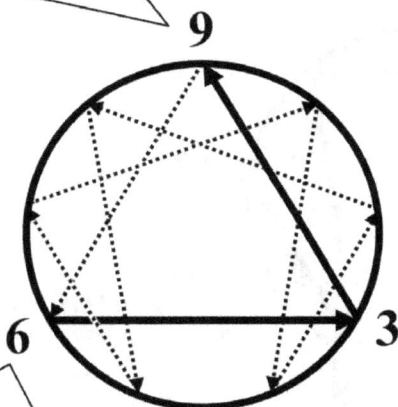

👍 Intégration en 6

Il découvre comment mieux tenir compte du groupe, comment collaborer, comment admettre les normes communes sans les utiliser uniquement à son propre avantage.

Il est fier de sa fidélité et de son dévouement. Il réfléchit au sens de sa réussite individuelle dans le cadre élargi de la réussite collective.

MÉCANISME N° 4
Originalité

Intégration en 1

Il renonce à son attitude défensive vis-à-vis du monde et s'affirme davantage.

Au lieu de se lamenter sur l'incompréhension qu'il subit, il se montre plus critique vis-à-vis de son entourage et fait des efforts pour y changer quelque chose.

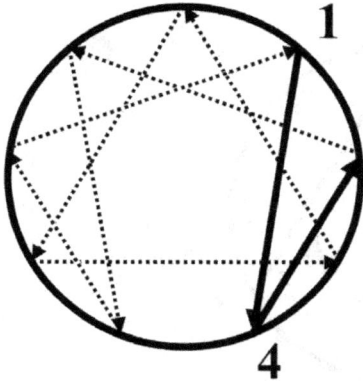

1

2

4

Désintégration en 2

Il cherche à résoudre ses problèmes avec les autres par un aspect amical forcé.

Il se met à exagérer son importance dans la vie d'autrui.

Il a besoin d'être rassuré sur la solidité de ses amitiés et rappelle à l'autre combien leur relation est importante et pleine de sens pour lui.

MÉCANISME N° 5
Explication du monde

👍 **Intégration en 8**

Il apprend à user de son pouvoir au lieu de battre en retraite.
Il vit plus en contact avec ses instincts, avec son corps.
Il est plus sûr de lui, même s'il ne s'est pas assuré au
préalable qu'il a raison. Il sait se poser avec force face aux
autres pour faire admettre sa vision des choses. Il s'autorise
plus de spontanéité.

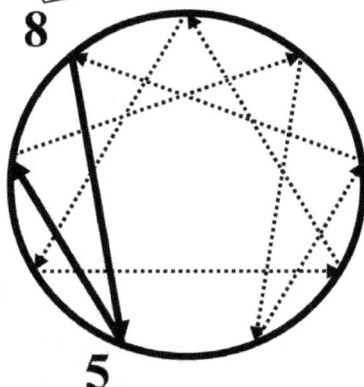

👎 **Désintégration en 7**

Il devient agité et ne s'arrête
plus. Son activité mentale
s'accélère, il rebondit d'idée en
idée, d'activité en activité, sans
trouver quelque chose qui le
satisfasse.
Il entre dans une quête de
stimulation et d'expériences
nouvelles, dénuée de discernement.

MÉCANISME N° 6
Quête d'approbation

Intégration en 9

Il fait plus confiance à ses instincts spontanés et cesse de se tracasser en permanence de ce que pensent les autres. Il n'accorde plus une importance absolue à ce qui est dit et admet que l'essentiel, c'est l'harmonie entre les personnes et en lui-même. Il place l'amour et l'entente au-dessus de l'obéissance aux normes et coutumes.

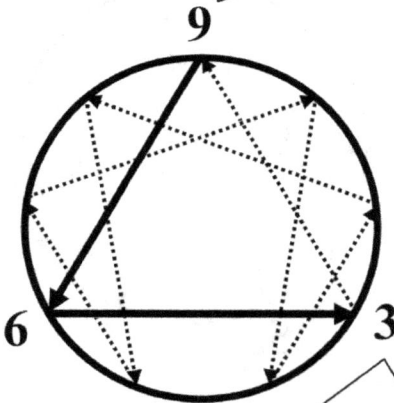

9

6　　　　　　**3**

Désintégration en 3

Il cherche à obtenir des résultats et devient « fou de travail ». Il fait des efforts supplémentaires pour s'adapter à son environnement, dans le souci de son image.

Il entre en compétition, en général au nom d'un groupe ou d'une idéologie. Il devient condescendant, prend des airs supérieurs, dénigre les autres, pour masquer un sentiment intérieur d'infériorité.

Mécanisme n° 7

Optimisme

👎 Désintégration en 1

Il ressent le besoin de se concentrer pour mener à bien quelque chose et commence à travailler plus dur, avec le sentiment qu'il est le seul à vraiment pouvoir faire le travail correctement.

Il se force à rester sur des rails et souffre des limites que cela impose.

Il se met à faire la leçon et l'enthousiasme tourne à la critique des autres.

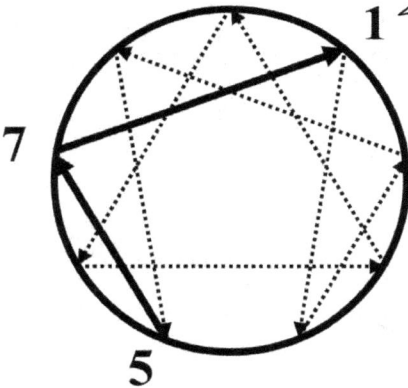

👍 Intégration en 5

Il s'habitue à réfléchir en profondeur et devient plus réaliste, capable de juger la réalité. Il cesse de projeter un optimisme qui le rendait superficiel. Il devient plus observateur, plus intuitif et apprend à se mettre dans la peau des autres.

Plus réfléchi, plus tolérant, il admet la peine nécessaire pour mener à bien une tâche difficile.

MÉCANISME N° 8

Recherche de pouvoir

👍 **Intégration en 2**

Il n'est plus centré uniquement sur lui-même. Il apprend à prêter attention aux besoins de ses proches. Il se fait des amis.

Il cesse de faire brutalement intrusion dans la vie des autres, de s'imposer à eux et s'adapte à leurs besoins. Il admet qu'il peut devoir quelque chose à ceux-ci.

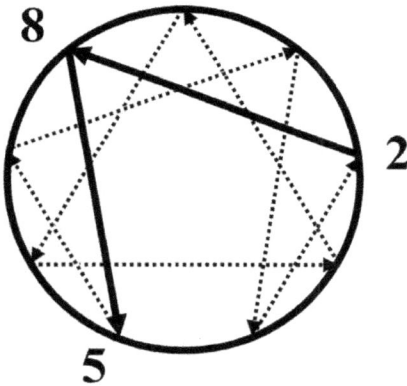

8

2

5

👎 **Désintégration en 5**

Dans une crainte d'être dépassé par les événements, il se retire pour établir une stratégie, gagner du temps, recouvrer ses forces.

Il devient alors un solitaire qui amasse de l'information pour se forger des armes. Il travaille tard et reste très secret sur ce qu'il est en train de faire et peut sembler étrangement calme et détaché.

MÉCANISME N° 9

Quête d'harmonie

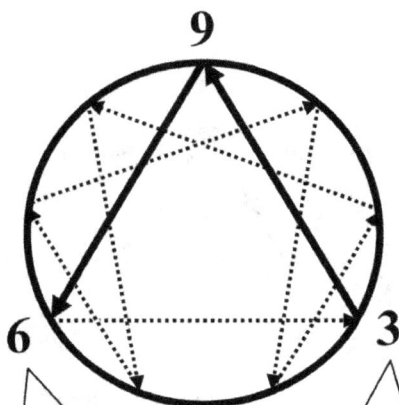

Désintégration en 6

Il s'investit dans des relations ou des idées qui, il espère, lui donneront plus de sécurité ou de stabilité.
Il devient très réactif aux demandes des autres, manifestant un comportement défensif ou passif-agressif.
Le doute et le pessimisme le gagnent.

Intégration en 3

Il découvre ses dons, les ressources dont il dispose et se met à prendre des initiatives et à agir.
Il découvre qu'il peut être aimé et commence à s'aimer lui-même.
Il sait se rendre plus attirant et plus intéressant.

Résumons-nous

L'ennéagramme nous propose de représenter les neuf compulsions qu'il dégage à l'intérieur d'une figure particulière dans laquelle les mécanismes sont figurés le long d'un cercle.

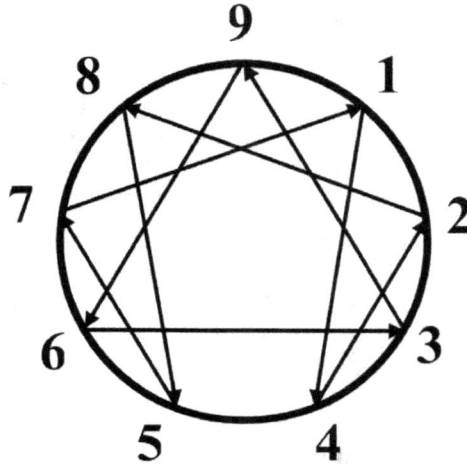

Chaque point placé de part et d'autre du point figurant un mécanisme donné est appelé « aile » du point considéré. Chaque profil a donc deux ailes. Si l'on tourne sur le cercle dans le sens des aiguilles d'une montre, nous appellerons l'aile située « avant » le point considéré « aile intérieure ». L'aile située « après » ce point sera nommée « aile extérieure ».

Pour un profil donné, nous constatons que les comportements manifestés peuvent être plus ou moins teintés des caractéristiques habituelles du profil correspondant à une de ces ailes. Si une aile est développée, elle accompagnera la personne considérée dans toutes ses intégrations et désintégrations. Autrement dit, quand tout va bien pour elle, celle-ci pourra ajouter aux caractéristiques positives de son mécanisme majoritaire les caractéristiques positives de son aile. Mais quand tout va mal, notamment dans une situation de stress aigu, elle ajoutera aux caractéristiques négatives de son mécanisme compulsif majoritaire les caractéristiques négatives de l'aile associée.

L'aile intérieure d'un point nous donne des informations sur les ressources à utiliser pour créer les conditions favorables à la sortie de l'état mécanique que génère la compulsion associée au profil.

L'aile extérieure nous renseigne sur la finalité constructive qui motive à sortir de cet état.

.../...

.../...

Les flèches intérieures de la figure de l'ennéagramme nous donnent des indications sur les variations de comportement d'un individu selon qu'il est en situation de stress ou de confort. Métaphoriquement, elles symbolisent un courant qui nous entraîne, en cas de stress trop fort, mais qu'on devient capable de remonter, quand nous sommes dans notre zone de sécurité.

Ainsi, face au stress, un individu inscrit dans un mécanisme aura tendance à manifester les caractéristiques négatives de ce mécanisme, et finira, si la pression s'amplifie, par y ajouter les caractéristiques négatives du mécanisme désigné par l'extrémité de la flèche dont il est origine sur le diagramme. Inversement, s'il est dans une zone de confort, plus il se libérera d'un mécanisme donné, plus il manifestera, au-delà du positif qui y est associé, les caractéristiques positives du mécanisme à l'origine de la flèche dont le comportement étudié est l'extrémité.

Chapitre 5

Les sous-types instinctifs

Quel que soit le centre qui prédomine chez nous (instinctif, émotionnel ou mental), nous disposons tous d'instincts.

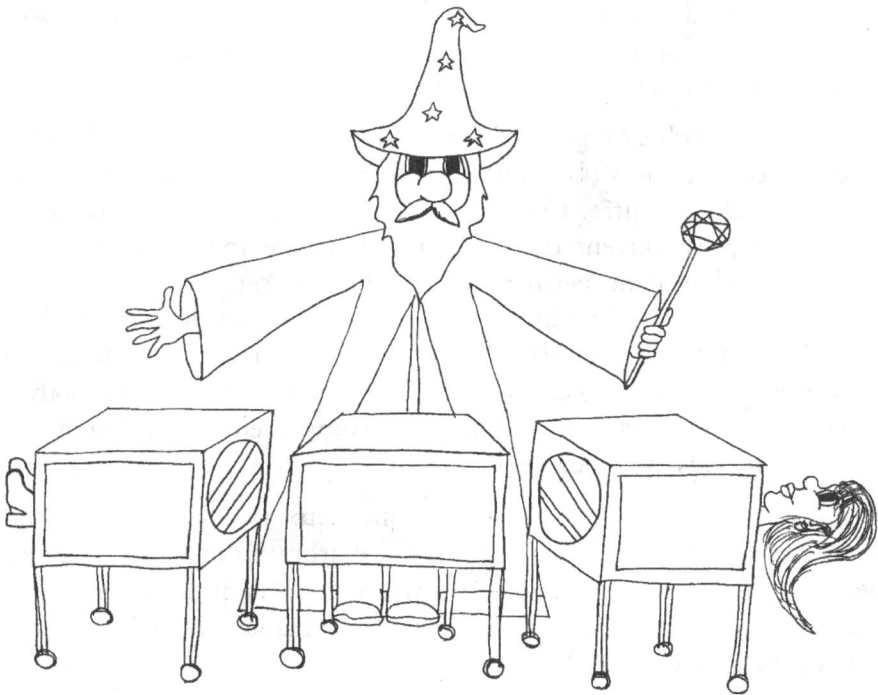

Parmi ces derniers, nous pouvons tout particulièrement citer les trois qui font consensus. Il s'agit de :
• l'instinct de conservation, qui nous permet d'assurer notre survie physique en étant attentif aux menaces potentielles de l'environnement et en veillant à toujours disposer de la nourriture indispensable à notre subsistance. Cet instinct nous protège. Il nous pose la question : dans quel état suis-je actuellement ?

- l'instinct social, qui nous permet de nous faire une place au sein d'un groupe social et d'y être reconnu. Il nous permet d'appartenir à une unité plus grande que soi en étant attentif aux questions de statut et de popularité et en faisant preuve d'adaptation pour parvenir à nos fins. Cet instinct nous insère dans la société. Il nous pose la question : dans quel environnement suis-je actuellement ?
- l'instinct sexuel, qui nous permet d'établir une ou plusieurs relations intimes. Cet instinct déborde largement la simple problématique sexuelle car il pose la question de notre rapport possible avec une autre personne, pas forcément à des fins sexuelles. Nous préférerons donc parler d'instinct d'intimité. Ainsi qualifié, cet instinct place la notion de séduction au centre de nos préoccupations. Il nous pose la question : avec qui suis-je actuellement ?

Dans son approche, l'ennéagramme pose une hypothèse. Elle consiste à dire que ces instincts obéissent à une hiérarchie d'utilisation, variable d'un individu à l'autre. L'un de ces instincts aura ainsi tendance à se manifester plus souvent que les autres pour un individu donné. Cet instinct prédominant permettra d'attribuer à cet individu un sous-type particulier choisi entre *conservation*, *social* ou *intimité*. Celui-ci sera totalement indépendant de ses mécanismes majoritaires dans l'ennéagramme. Pour chacun des neuf mécanismes, nous pouvons ainsi distinguer trois « colorations » de comportements différentes, en fonction du sous-type qui s'exprime.

Il est alors intéressant de constater que deux personnes manifestant le même sous-type ont souvent plus d'« atomes crochus » que deux personnes utilisant les mêmes mécanismes de l'ennéagramme. Deux sous-types « conservation » apprécieront probablement d'échanger sur leur confort, la qualité de la nourriture, le coût de la vie. Deux sous-types « social » seront enclins à nouer un dialogue ensemble autour des traditions, des coutumes, des signes de reconnaissance sociale. Deux sous-types « intimité » parlerons volontiers d'activité sportive, de ce qu'ils font et de ce qui les met en valeur.

Selon le sous-type prédominant, les façons d'être pourront varier. Ainsi, lors d'un cocktail où il ne connaît personne, le « conservation » risque fort de se centrer sur le buffet tandis que le « social » papillonnera pour rencontrer un maximum de monde. L'« intimité », de son côté, choisira dans la foule une ou deux personnes privilégiées avec qui passer sa soirée.

Là où les mécanismes décrits dans l'ennéagramme évoquaient des moteurs de motivation sous-jacents, basés sur des compulsions visant à éviter à tout prix quelque chose, les sous-types nous parlent davantage des centres d'intérêt de la personne.

Il est d'ailleurs amusant de noter au passage comme notre instinct prédominant peut temporairement basculer au moment de la recherche d'un partenaire de vie pour revenir ensuite au point de départ, une fois la « quête » achevée. Quelle n'est pas alors la surprise du partenaire en question, qui ne reconnaît plus la personne l'ayant séduit !

L'individu marqué par la « conservation » aura ainsi tendance à basculer en « intimité » pour mieux trouver le compagnon qui assurera sa sécurité. Ce dernier réclamera par la suite ce même comportement « intimité » à son partenaire, qui l'avait emprunté seulement le temps de la séduction…

De la même manière, le sous-type « intimité » se forcera au mode « social » pour mieux rencontrer son partenaire. Il souhaitera ensuite se retirer dans l'intimité, au désespoir de ce dernier, sous-type « social » rencontré lors d'une soirée mondaine dont il est vraiment adepte.

Enfin, le « social » pourra souhaiter mettre en avant sa position sociale en usant d'arguments qui risquent d'attirer des sous-types « conservation » qui vivront ensuite mal son besoin d'être entouré.

En bref, ce type de « malentendus » offre de quoi alimenter nombre de comédies sentimentales !

Pour avoir une vision complète, ajoutons que la manifestation de ces trois instincts peut s'effectuer autour de deux polarités complémentaires, l'une réceptive et « féminine » (Yin, dirait la tradition chinoise), l'autre assertive et « masculine » (Yang).

Avec l'instinct de conservation, nous pouvons en effet opter pour :
- un comportement qui vise à construire des murs, bâtir une forteresse pour nous protéger et assurer notre survie (Yang, le chêne) ;
- ou un comportement qui offre la moindre résistance possible, se déformant pour éviter d'entrer dans un rapport de force potentiellement destructeur (Yin, le roseau).

L'instinct social peut s'exprimer par :
- la recherche d'une amélioration de notre image sociale, la volonté de devenir « important » et de cultiver notre *persona*[1] (Yang) ;

---

1. *Persona* : personnage que nous donnons à voir à la société.

- ou la possibilité d'être un catalyseur permettant les rencontres et contribuant ainsi à tisser des réseaux, sans forcément chercher à nous mettre en avant (Yin).

Avec l'instinct d'intimité, enfin, nous pouvons :
- chercher activement les personnes avec qui nous souhaitons établir une relation privilégiée, « partir en chasse » (Yang) ;
- ou bien « tendre ses filets » et laisser venir à nous celui ou celle avec qui nous pourrons établir une relation privilégiée (Yin).

Il est ainsi tout aussi important de prendre conscience de son sous-type prédominant que de ses mécanismes dans l'ennéagramme, car là encore, selon les circonstances, certains instincts sont plus adaptés que d'autres et un travail d'équilibrage sera toujours bénéfique. En combinant les neuf mécanismes avec ces trois sous-types, nous enrichissons le système en dégageant $3 \times 9 = 27$ façons caractéristiques de voir le monde. Je vous propose de les laisser se présenter.

MÉCANISME N° 1

Perfectionnisme

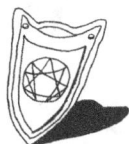

Conservation

Souci et anxiété

Je sens bien que la moindre petite erreur pourrait compromettre ma sécurité à court ou moyen terme. Il y a toujours quelque chose qui me préoccupe : mes finances, la sécurité de mon emploi, les problèmes dans le monde, ce que je vais cuisiner ce soir. À chaque instant il est important de bien faire, sans erreurs. J'imagine souvent que quelqu'un me surveille et critique tout ce que je fais.

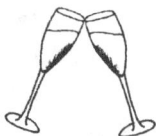

Social

Inflexibilité

Il m'arrive de défendre mes convictions de manière si irrévocable que je me brouille avec les autres. J'ai consciencieusement pesé le pour et le contre pour me faire une opinion, alors, pourquoi en changer ?

J'aime souvent être le représentant d'une tradition. En groupe, parfois, je finis par travailler trop parce que les autres ne font pas les choses comme il faut. J'en éprouve de la rancœur, et dois alors me retirer de l'association.

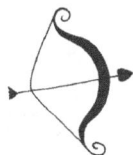

Intimité

Jalousie

J'ai peur d'être rejeté pour quelqu'un de plus parfait que moi. C'est pourquoi je me compare aux autres de manière obsessionnelle. Je prends un avis positif sur une autre personne comme une critique à mon égard. J'essaie d'obtenir de mon partenaire qu'il vive selon mes idéaux élevés afin de le rendre meilleur.

MÉCANISME N° 2

Aide aux autres

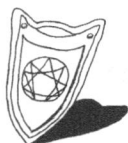

Conservation

Privilège

J'aime recevoir des cadeaux ou d'autres signes montrant qu'on apprécie mon côté dévoué et mon sens du sacrifice. S'ils ne viennent pas, je me sens blessé et en colère. Parfois, je sens que je mériterais un traitement de faveur pour tout ce que je fais pour les autres. J'aime me gâter. Je me fais souvent plaisir avec des bons repas, des sorties shopping, des vacances spéciales, et d'autres luxes.

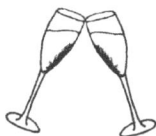

Social

Ambition

Je recherche les rôles importants : leader ou assistant d'un leader puissant.

J'aime améliorer la vie des gens, je cherche à être reconnu et apprécié pour mon côté chaleureux, mon sens de l'amitié.

J'aime qu'on me dise : « Je n'aurais pas pu le faire sans toi. »

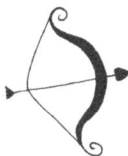

Intimité

Séduction

J'ai de nombreux talents pour me rendre attrayant aux yeux de ceux qui m'intéressent. Pour leur plaire, je suis prêt à : changer de personnalité, m'habiller de manière adaptée, apprendre leurs goûts, écouter attentivement leur moindre mot.

Parfois, je choisis un partenaire pour le changer, l'améliorer.

J'aime séduire. Je capture ma victime et découvre ensuite si je l'apprécie ou pas.

MÉCANISME N° 3

Quête de victoire

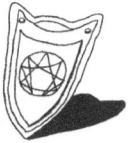

Conservation

Sécurité matérielle

La sécurité financière est capitale pour moi. Je me dois de rester en bonne forme physique et en bonne santé. J'apprends en permanence dans mon domaine d'activité pour atteindre mes objectifs de carrière.

Je m'accorde rarement du temps libre. En vacances, j'emporte souvent du travail. La personne avec qui je suis en compétition et à qui je cherche à plaire, c'est moi-même.

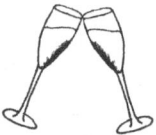

Social

Prestige

Je sais motiver mes équipes pour faire du bon travail. Je suis fier de mes amitiés avec des gens influents ou qui réussissent.

Les titres et les diplômes sont importants pour moi.

Rien n'est pire que l'anonymat !

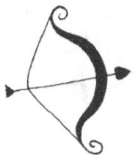

Intimité

Image

Je suis passé maître dans l'art de paraître, accordant beaucoup d'attention à ce que remarquent les autres et m'habillant en conséquence. Je change de comportement quand cela me paraît nécessaire pour conserver un partenaire soumis à mon attraction. J'ai peur que les gens me rejettent s'ils découvrent qui je suis vraiment.

MÉCANISME N° 4

Originalité

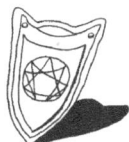

Conservation

Créativité sans limite

Je recherche l'intensité et la stimulation pour me sentir en vie. Je suis attiré par les naissances, les morts, les catastrophes, les maladies graves. Je me suis mis dans des situations dangereuses comme prendre des risques physiques ou enfreindre les lois. J'aime aborder les choses sous un angle que les autres n'ont pas envisagé. Je vis très mal qu'on suppose savoir ce que je pense ou ce que je ressens.

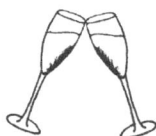

Social

Honte

J'ai honte car je ne suis pas à la hauteur de ma vision de l'idéal : pas assez brillant, pas assez créatif. Je m'analyse en permanence : ai-je fait comme il fallait ? Est-ce que je parais stupide ?

Je tombe au fond du gouffre si des amis ou des connaissances sont invités à une soirée ou un événement dont j'ai été exclu.

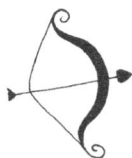

Intimité

Tragédie

J'envie ceux qui paraissent plus heureux, plus comblés ou plus intéressants que moi. Je veux que mon partenaire vive une relation unique et intense. Je rêve du prince ou de la princesse charmant(e) qui me sortira d'une vie ordinaire. Je fais souvent partir mes partenaires pour ensuite les reconquérir, dans un va-et-vient fait d'attraction et de répulsion.

MÉCANISME N° 5

Explication du monde

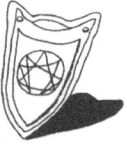

Conservation

Château fort

J'ai besoin de vivre dans un endroit privé où je peux me concentrer, sans subir d'intrusions. Plus je passe de temps avec les gens, plus je me sens vidé(e) de mon énergie. Je ne compte que sur moi-même. Je demande rarement de l'aide ou des conseils. Je déteste devoir quelque chose à quelqu'un ou qu'on me doive quelque chose.

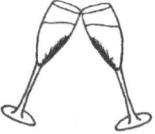

Social

Expertise

J'apprécie d'avoir une relative autonomie. Les règlements et les procédures viennent souvent se mettre en travers de mon chemin.

Soit j'assiste aux réunions pour y récolter de l'information et rencontrer des gens intéressants, soit j'évite les regroupements.

J'aime creuser un sujet et trouver les avis des experts spécialisés dans mon domaine de compétence ou dans d'autres domaines.

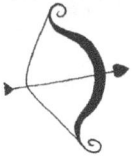

Intimité

Confidence

Je partage souvent des secrets avec mes relations proches. Garder des informations pour moi tout seul me donne parfois un sentiment de puissance. Je ne veux pas que mon partenaire parle des aspects privés de notre relation sans me consulter au préalable.

J'apprécie particulièrement les gens qui savent respecter mes frontières.

MÉCANISME N° 6

Quête d'approbation

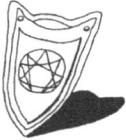

Conservation

Chaleur et affection

Je m'assure que les gens m'aiment parce qu'alors je me sens protégé. J'aime avoir l'opportunité de prouver qu'on peut compter sur moi.

Je ne peux pas m'empêcher d'être cordial, même en colère après quelqu'un.

J'ai besoin d'un foyer sûr et de me sentir protégé du monde extérieur.

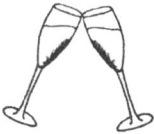

Social

Devoir

Je suis loyal envers ceux de mon clan et sceptique vis-à-vis des autres. Il me paraît dangereux de m'en remettre à un individu isolé, mieux vaut faire confiance à un groupe ou à une cause.

Je peux travailler sans relâche pour une cause en laquelle je crois.

Les promotions me mettent mal à l'aise car un rôle exposé me fait courir le risque d'être critiqué ou ridiculisé comme je peux le faire moi-même, avec mes supérieurs.

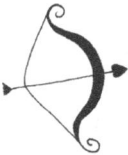

Intimité

Force et beauté

Je suis porté par la compétition.

J'essaie de devenir toujours plus fort, à la fois physiquement et intellectuellement.
Je travaille dur pour atteindre mes objectifs.

Mécanisme n° 7

Optimisme

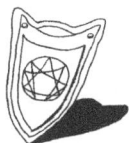

Conservation

Famille et bons amis

J'aime avoir un noyau familier dans lequel nous partageons des valeurs et des centres d'intérêt. Je passe beaucoup de temps chez moi et autour de chez moi. Je préfère que mes amis soient positifs, comme moi. Planifier une aventure et s'en souvenir est en général au moins aussi excitant que de la vivre. Quand je prends des risques, ils sont habituellement mesurés.

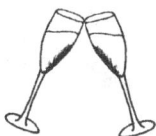

Social

Utopie impatiente

Je m'imagine risquer ma vie pour une cause en laquelle je crois. J'aime l'amitié et la fraternité, mais je ne supporte pas que quelqu'un tente de me contrôler ou de me forcer la main.

J'ai plein d'amis. J'aime être au courant de ce qui se passe de nouveau dans ma communauté. L'inégalité entre les gens me met hors de moi.

Je peux être impatient. Je veux agir maintenant plutôt que de perdre du temps à « discutailler » sur la façon de faire.

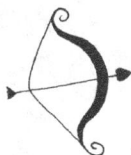

Intimité

Stimulation

J'aime les défis et l'action. Je cours après les personnages étonnants et les aventures. Parfois je suis plus séducteur que je ne l'aurais voulu et me retrouve plus engagé que je ne le souhaiterais. Cela me rend triste si mon partenaire n'éprouve pas le même niveau de stimulation que moi dans nos aventures.

MÉCANISME N° 8

Recherche de pouvoir

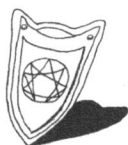

Conservation

Survie

J'ai toujours des réserves de nourriture et de tout ce qui est nécessaire pour survivre. Je me sens plus en sûreté quand je suis à un endroit d'où je peux observer tout ce qui se passe dans la pièce.

Je fais en sorte que personne ne puisse me prendre par surprise. L'indépendance et la sécurité sont très importantes pour moi.

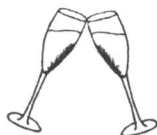

Social

Ami ou ennemi ?

Je ne baisse pas la garde tant que je ne suis pas sûr de savoir où je suis et que j'y suis respecté. Je teste la loyauté de mes amis.

J'assume habituellement le rôle du protecteur, m'assurant que la justice est respectée. J'essaie d'être loyal et de résoudre les problèmes, mais si quelqu'un passe la ligne rouge et trahit ma confiance, je peux l'exclure à jamais de ma vie.

J'aime la stimulation qu'amène la lutte pour la vérité ou la justice.

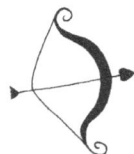

Intimité

Possession

Je suis à la fois possessif et dans l'envie de baisser la garde. Je peux être doux et vulnérable si je fais confiance à la personne avec qui je suis, mais je ne perds jamais ma pulsion à commander.

Je suis attiré par les gens directs qui ne craignent pas la confrontation. Je me sens plus proche de mon partenaire dans la dispute, parce que l'affrontement révèle la vérité.

Mécanisme n° 9

Quête d'harmonie

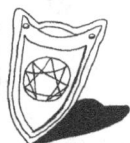

Conservation

Appétit

J'ai tendance à négliger les choses importantes et les responsabilités pour me concentrer sur mes habitudes.

La nourriture est ce qu'il y a de plus important dans ma vie. Parfois elle sert à chasser l'ennui, à me distraire, ou à oublier mes sentiments. J'ai parfois du mal à jeter les choses parce que je ne sais pas décider de ce qui compte vraiment pour moi.

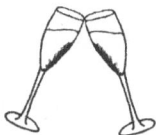

Social

Participation

Je participe à des groupes pour structurer mon temps, pour voir ce que je peux apporter et découvrir et où je dois me diriger.

Si quelqu'un devient désagréable ou trop directif, souvent, je ne sais pas trouver les mots pour le lui dire et je me mets à l'écart.

Mes capacités de médiateur font merveille dans le groupe. Je prends souvent le rôle de celui qui veille au confort des autres.

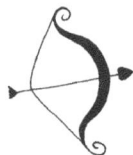

Intimité

Union

Quand je ne suis pas engagé dans une relation, je me sens mélancolique. J'essaie de rendre mon partenaire heureux, pour éviter les conflits et aussi parce que son bonheur me remplira. Je suis habituellement si centré sur mon compagnon que je ne remarque pas ce qui se passe en moi.

Résumons-nous

Nous disposons tous de trois instincts distincts. L'instinct de conservation, qui nous permet d'assurer notre survie physique. L'instinct social, qui nous permet de nous faire une place au sein d'un groupe et d'être reconnu socialement. L'instinct d'intimité, fondé sur l'instinct sexuel, qui nous permet d'établir des relations privilégiées.

Il existe une hiérarchie d'utilisation entre ses instincts et l'un d'entre eux aura tendance à se manifester plus souvent que les autres, pour un individu donné. Selon l'instinct qui domine, nous dirons que la personne considérée est dans un sous-type *conservation*, *social* ou *intimité*. Le sous-type d'un individu est totalement indépendant de ses mécanismes majoritaires dans l'ennéagramme, de sorte que, pour chacun des neuf mécanismes, nous pouvons distinguer trois « colorations » de comportements différents en fonction du sous-type qui s'exprime, créant ainsi $3 \times 9 = 27$ façons caractéristiques de voir le monde.

Selon le sous-type prédominant, les façons d'être pourront varier. Ainsi, lors d'un cocktail où il ne connaît personne, le « conservation » risque fort de se centrer sur le buffet, tandis que le « social » papillonnera pour rencontrer un maximum de monde. L'« intimité », au contraire, choisira une ou deux personnes privilégiées avec lesquelles il passera sa soirée.

Là où les mécanismes décrits pour l'ennéagramme nous parlaient plus de moteurs de motivation sous-jacents basés sur la compulsion d'éviter à tout prix quelque chose, les sous-types nous parlent plus de centres d'intérêt pour la personne.

Chapitre 6

Mieux communiquer
avec l'ennéagramme

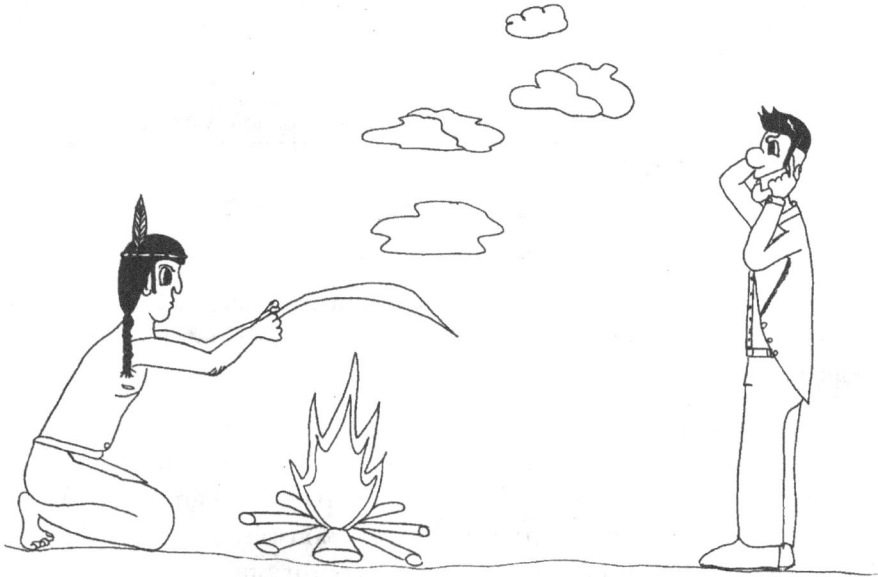

Dans tout acte de communication, trois éléments interviennent :

- soi ;
- le ou les interlocuteurs ;
- les messages qui transitent entre ces deux « extrémités ».

L'Analyse Transactionnelle[1] a mis en évidence le concept des « positions de vie » qui permet de définir les conditions d'une bonne communication.

Dans un échange avec l'autre, on peut ressentir que tout va bien chez nous, ou bien que quelque chose ne va pas chez nous. On peut également

---

1. L'Analyse Transactionnelle, fondée par Eric Berne, psychiatre américain, à partir des années 1950, est une théorie de la personnalité et de la communication entre individus (d'où la notion de « transactions »). Elle permet de prendre conscience de ce qui se joue dans les relations entre personnes ou dans un groupe et propose des modalités pour résoudre les problèmes identifiés.

avoir l'impression que tout va bien chez notre interlocuteur, ou bien qu'il y a quelque chose qui ne va pas chez lui. Cela ne présage en rien ce qu'éprouve vraiment l'interlocuteur. Une bonne communication suppose qu'on ressente dans l'échange à la fois son bien-être et celui de notre interlocuteur. On notera (OK+) un ressenti de bien-être dans l'échange et (OK–) le ressenti d'un certain mal-être. Selon l'état dans lequel nous nous plaçons, nous et notre interlocuteur, nous parvenons à quatre combinaisons possibles :

Moi / L'autre	L'autre est OK	L'autre n'est pas OK
Je suis OK	+/+ (Sain) *aller ensemble de l'avant*	+/– (Paranoïde) *se débarrasser de l'autre*
Je ne suis pas OK	–/+ (Dépressif) *fuir*	–/– (Futile) *être dans l'impasse*

On constate aisément que la seule combinaison satisfaisante pour une bonne qualité d'échange est la position OK+/OK+ (mon interlocuteur et moi sommes tous deux OK).

Or, si cette combinaison est un prérequis à une bonne communication, Taibi Kahler, père de la Process Communication, approche du décodage des interactions entre individus faisant partie du champ de l'Analyse Transactionnelle, a démontré que lorsque nous étions OK+/OK+, cet état était la plupart du temps soumis à conditions. En réalité, au lieu de considérer que, de notre côté, tout va bien et que cela va de soi, nous posons une condition directement issue de messages reçus dans l'enfance.

En effet, tout petits, lorsque nous réclamions l'attention de nos parents, ces derniers ont, souvent involontairement, répondu à notre attente en y posant un préalable. Leur message est resté comme une « petite phrase » qui tourne à l'intérieur de nos têtes lorsque nous nous trouvons confrontés aux autres. Je vous propose que nous passions ensemble ces « messages contraignants » en revue :

• **« Fais plaisir »** : pour conserver l'attention de l'autre, il faut que je lui fasse plaisir. Dans mon enfance, les parents ont trop souvent prononcé cette injonction ou des variantes de celle-ci. Ce que je n'ai pas suffisamment entendu et qu'il me ferait du bien d'entendre à présent, c'est : *« Fais-toi plaisir ! »*

- « **Sois parfait** » : pour conserver l'attention de l'autre, je dois me montrer parfait, sans défaut. Ce que je n'ai pas suffisamment entendu et qui me ferait du bien d'entendre à présent, c'est : « *Sois comme tu es ! »*
- « **Sois fort** » : pour conserver l'attention de l'autre, je dois lui montrer que je suis fort et que je n'ai besoin de rien. Ce que je n'ai pas suffisamment entendu et qui me ferait du bien d'entendre à présent, c'est : « *Sois ouvert et exprime tes besoins ! »*
- « **Fais des efforts** » : pour conserver l'attention de l'autre, je dois lui montrer que je fais des efforts pour y arriver – y parviendrai-je vraiment est une autre histoire, l'important ici est de faire preuve de sa bonne volonté à essayer. Ce que je n'ai pas suffisamment entendu et qu'il me ferait du bien d'entendre à présent, c'est : « *Fais-le ! »*
- « **Dépêche-toi** » : pour conserver l'attention de l'autre, je dois me dépêcher avant qu'il ne se lasse et ne termine l'échange. Ce que je n'ai pas suffisamment entendu et qui me ferait du bien d'entendre à présent, c'est : « *Prends ton temps ! »*

À ces injonctions entendues dans l'enfance et mises à jour par Taibi Kahler nous ajouterons un message supplémentaire : « *Débrouille-toi tout seul.* » Il correspond au cas de figure dans lequel les parents n'avaient souvent « pas le temps ». L'enfant en a alors déduit qu'il ne pouvait compter que sur lui-même et que rien ne lui permettrait de garantir l'attention du parent alors qu'entendre un peu plus « *Tu peux compter sur moi* » lui aurait fait du bien.

Ce qui est, dès lors, intéressant de constater, c'est que chacun des mécanismes caractéristiques de l'ennéagramme peut être considéré comme l'intersection de deux messages contraignants parmi ceux que nous venons de détailler. Ainsi, nous allons pouvoir accéder aux messages contraignants qui conditionnent le comportement de notre interlocuteur selon son type de mécanisme dominant.

Il suffit de se référer au tableau de correspondance suivant :

Message contraignant	Fais plaisir	Débrouille-toi tout seul	Dépêche-toi
Sois parfait	*Mécanisme 6* Quête d'approbation	*Mécanisme 1* Perfectionnisme	*Mécanisme 3* Quête de victoire
Sois fort	*Mécanisme 2* Aide aux autres	*Mécanisme 5* Explication du monde	*Mécanisme 8* Recherche de pouvoir
Fais des efforts	*Mécanisme 9* Quête d'harmonie	*Mécanisme 4* Originalité	*Mécanisme 7* Optimisme

Armés de cette grille d'analyse, nous pouvons à présent examiner le style de communication propre à chaque mécanisme de l'ennéagramme et envisager les meilleures façons de communiquer avec chacun d'eux.

MÉCANISME N° 1

Perfectionnisme

Quand la tendance « perfectionnisme » est aux commandes chez un individu, ce sont à la fois les contraintes « Sois parfait » et « Débrouille-toi tout seul » qui s'expriment. Il s'agit donc pour lui de ne pas faire d'erreur en se posant en modèle et d'incarner, par ses attitudes, la perfection.

Cherchant à être « le sage » qui montre aux autres comment faire quelque chose de bien de sa vie, son discours est parsemé de « il faut... », « on doit... ». Il est souvent critique et émet rarement des compliments.

Quand quelque chose va mal, il a tendance à généraliser et à considérer que tout va mal. Il est méthodique et précis et raisonne de manière très linéaire.

Un mot clé pourrait synthétiser la façon dont il s'adresse à vous, un peu sur le ton du maître d'école. Nous appellerons son mode de communication :

La leçon

Avec lui, il conviendra d'être précis et clair. La vie est une chose sérieuse, vous l'agacerez si vous vous montrez trop léger. Il appréciera que vous lui demandiez son avis et détestera que vous l'interrompiez.

La meilleure façon de le mettre mal à l'aise serait de le critiquer et de lui laisser penser qu'il ne se comporte pas comme il faut.

Dans son interaction avec les autres mécanismes, on constatera les éléments suivants :

• face à une autre personne privilégiant le mécanisme n° 1 :

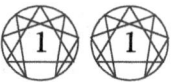

chacun appréciera les critiques constructives de l'autre et sera enclin à passer à l'action dans le cadre d'un travail en commun. Sur le versant négatif, une tendance à se mettre en compétition avec l'autre pourra voir le jour ;

• face au 2 :

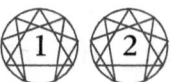

la sociabilité du 2 sera appréciée par le 1 au même titre que le sens des responsabilités du 1 sera apprécié par le 2. Sur le versant négatif, le 2 pourra trouver que le 1 manque de chaleur et se montre trop critique, tandis que le 1 pourra être perturbé par le manque de retenue émotionnelle et l'impulsivité du 2 ;

- face au 3 :

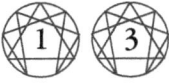

il y a un dynamisme et un intérêt pour le travail communs. Sur le versant négatif, la focalisation du 3 sur son image peut choquer le 1 tandis que les colères du 1 peuvent éloigner le 3 ;

- face au 4 :

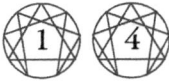

la créativité du 4 et le fonctionnement structuré du 1 sont chacun appréciés par l'autre interlocuteur. Sur le versant négatif, les deux voient le verre à moitié vide plutôt qu'à moitié plein. Le 4 se sent encore plus incompris face aux critiques du 1 tandis que le 1 reproche au 4 son manque de rigueur ;

- face au 5 :

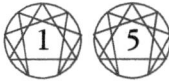

la relation qui s'instaure sera très rationnelle. Sur le versant négatif, le 1 risque de prendre les silences du 5 pour des critiques tandis que le 5 ne supportera pas que le 1 lui dise comment il doit faire ;

- face au 6 :

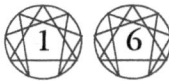

les deux valorisent le travail et voient ce qui ne va pas dans une situation. Sur le versant négatif, le côté autoritaire du 1 peut déclencher la « contre-phobie » du 6 ;

- face au 7 :

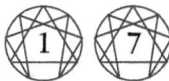

rigueur du 1 et gaieté du 7 sont appréciées réciproquement. Sur le versant négatif, le 1 trouvera que le 7 fait preuve d'un laisser-aller insupportable tandis que le 7 trouvera le 1 plutôt borné ;

- face au 8 :

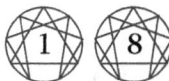

le 8 aide le 1 à ne pas rester dans ses hésitations et les valeurs morales du 1 modèrent les excès du 8. Si ces divergences de fonctionnement ne sont pas respectées de part et d'autre, la relation risque fort d'être troublée par des colères fréquentes se faisant écho l'une à l'autre ;

- face au 9 :

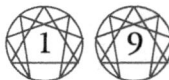

le calme et la routine sont appréciés de part et d'autre. Le 9 soutient le 1 qui, en retour, lui apporte de la structure. Sur le versant négatif, le 9 risque de résister au mouvement initié par le 1, et ce, d'autant plus fort, que le 1 voudra lui forcer la main.

MÉCANISME N° 2
Aide aux autres

Quand la tendance « aide aux autres » est aux commandes chez un individu, ce sont à la fois les contraintes « Fais plaisir » et « Sois fort » qui s'expriment. Il s'agit donc pour lui d'être au service de l'autre, de lui faire plaisir, en n'ayant, de son côté, besoin de rien.

Cherchant à se positionner comme l'ami à qui l'on se confie ou auprès de qui l'on demande un conseil, il ne manque pas de proposer de l'aide et des avis. Il se centre sur la relation, est dans l'affectif, use de séduction. Il ne manquera pas une occasion de vous encourager ou de vous faire des compliments.

Il peut être sujet à des débordements émotionnels spectaculaires que d'aucuns qualifieront d'hystériques.

Une expression clé pourrait synthétiser la façon dont il s'adresse à vous, un peu comme un ami qui vous veut du bien. Nous appellerons son mode de communication :

Le soutien et le conseil

Face à lui, il est bon de laisser sentir que vous le trouvez attachant.

N'hésitez pas à lui demander son avis, il n'attend que ça.

Ne manquez pas de lui signifier que vous l'appréciez, si c'est le cas.

La meilleure façon de le mettre mal à l'aise serait de l'ignorer.

Dans son interaction avec les autres mécanismes, on constatera les éléments suivants :

- face à une autre personne privilégiant le mécanisme n° 2 :

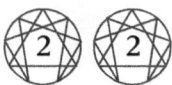

chacun voulant satisfaire les besoins de l'autre sans reconnaître les siens propres, la solution qui s'imposera spontanément est celle d'une collaboration réciproque autour de la satisfaction des besoins d'un tiers. Sur le versant négatif, il pourra se créer des jalousies autour de la gratitude éventuelle de ce tiers ;

- face au 1 :

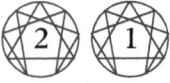

la sociabilité du 2 sera appréciée par le 1 au même titre que le sens des responsabilités du 1 sera apprécié par le 2. Sur le versant négatif, le 2 pourra trouver que le 1 manque de chaleur et se montre trop critique, tandis que le 1 pourra être perturbé par le manque de retenue émotionnelle et l'impulsivité du 2 ;

- face au 3 :

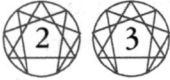

le 3 appréciera que le 2 s'occupe de ses besoins. Sur le versant négatif, il supportera mal le jeu de manipulation qu'il perçoit derrière le dévouement du 2 tandis que le 2 supportera mal que le 3 néglige le facteur humain pour atteindre ses objectifs ;

- face au 4 :

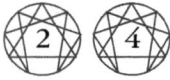

les deux interlocuteurs partagent un mode de communication à tendance théâtrale. Sur le versant négatif, le 4 peut trouver le 2 trop superficiel tandis que le 2 peut trouver le 4 trop centré sur lui-même ;

- face au 5 :

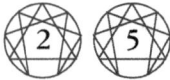

compte tenu de la grande différence de fonctionnement des interlocuteurs, la relation est souvent minimale. Sur le versant négatif, plus le 2 essaiera de satisfaire les besoins du 5, plus celui-ci se refermera sur lui-même ;

- face au 6 :

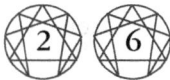

la relation fonctionne un peu comme avec un autre 2, dans la satisfaction commune d'une tierce personne. Sur le versant négatif, les tendances manipulatoires du 2 réveilleront la tendance paranoïaque du 6 tandis que le 2 trouvera le 6 trop « dans sa tête » ;

- face au 7 :

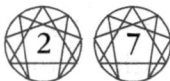

l'optimisme est partagé. Sur le versant négatif, le 7 ne voudra pas se faire piéger dans les manipulations du 2 tandis que le 2 trouvera que le 7 manque de dimension émotionnelle ;

- face au 8 :

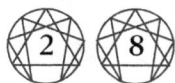

le 2 soutient le 8 qui aime contrôler la situation. Sur le versant négatif, le 8 sera troublé par le manque de distinctions nettes entre amis et ennemis chez le 2 ;

- face au 9 :

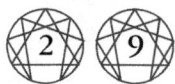

on constate une grande attention réciproque, avec un soutien mutuel. Sur le versant négatif, le 2 peut se décourager d'apporter son soutien au 9 qui ne réussit pas, malgré cela, tandis que le 9 peut prendre de la distance s'il sent que le 2 tente de le contrôler.

MÉCANISME N° 3

Quête de victoire

Quand la tendance « quête de victoire » est aux commandes chez un individu, ce sont à la fois les contraintes « Sois parfait » et « Dépêche-toi » qui s'expriment. Il s'agit donc de faire pour le mieux sans délai, vite et bien, comme si la réussite se mesurait à la vitesse d'exécution.

Cherchant à être le meilleur et celui qui réussit brillamment son ascension sociale, il a un discours optimiste et stimulant.

Quand quelque chose peut compromettre son succès, il peut paraître très sec, mais, la plupart du temps, il se montre d'un abord très social et a toujours quelque chose à vous vendre.

Un mot clé pourrait synthétiser la façon dont il s'adresse à vous, un peu comme un marchand qui a toujours quelque chose à vendre. Nous appellerons son mode de communication :

Le boniment publicitaire

Face à lui, il sera profitable de ne pas manquer d'admirer ses réalisations car il est en recherche de reconnaissance. Dans la mesure où son agenda est toujours surchargé, il conviendra de ne pas manquer de prendre rendez-vous avec lui pour traiter de questions importantes. Si vous ne le faites pas, vous risquez de ne pas pouvoir lui parler. Étant orienté vers des objectifs concrets et, en général, établis à court terme, il appréciera que vous soyez pragmatique et concis avec lui. La meilleure façon de le mettre mal à l'aise serait de lui faire sentir qu'il n'est franchement pas digne d'être admiré.

Dans son interaction avec les autres mécanismes, on constatera les éléments suivants :

- face à une autre personne privilégiant le mécanisme n° 3 :

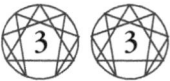

chacun soutient la réussite de l'autre en donnant la priorité à sa propre réussite. Sur le versant négatif, le risque d'entrer en compétition est très fort ;

- face au 1 :

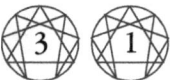

ils ont en commun un dynamisme et un intérêt pour le travail. Sur le versant négatif, la focalisation du 3 sur son image peut choquer le 1 tandis que les colères du 1 peuvent éloigner le 3 ;

• face au 2 :

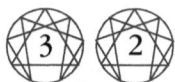

le 3 appréciera que le 2 s'occupe de ses besoins. Sur le versant négatif, il supportera mal le jeu de manipulation qu'il perçoit derrière le dévouement du 2 tandis que le 2 supportera mal que le 3 néglige le facteur humain pour atteindre ses objectifs ;

• face au 4 :

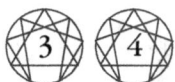

ils partagent une grande sensibilité à l'image. Sur le versant négatif, le manque d'authenticité du 3 dérangera le 4 et le 3 sera gêné par le manque de conformisme du 4 ;

• face au 5 :

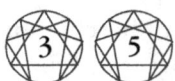

les émotions sont exprimées au minimum de part et d'autre. Le 3 assure les relations sociales tandis que le 5 se charge des contenus. Sur le versant négatif, le 5 a du mal à supporter le 3 qui fait semblant de savoir, alors que, sous le vernis, il n'y a rien ;

• face au 6 :

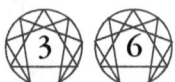

les doutes du 6 stressent le 3 qui y voit se profiler le spectre de l'échec. Le 6 doute de la loyauté du 3 en constatant son jeu d'acteur habituel ;

• face au 7 :

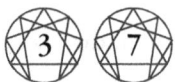

optimisme et souci de l'image sont au rendez-vous, avec des relations souvent superficielles. Sur le versant négatif, on cache de part et d'autre les difficultés et de gros problèmes insuffisamment anticipés peuvent alors surgir. Le 3 est perturbé par le manque de conformisme du 7 ;

• face au 8 :

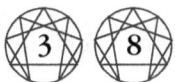

les deux interlocuteurs sont très actifs et vont ensemble de l'avant, dans un rythme rapide. Sur le versant négatif, le 8 peut percevoir le souci d'image du 3 comme de la faiblesse et le 3 trouver que le 8 est trop brusque ;

• face au 9 :

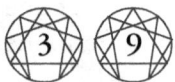

le 3 pousse le 9 à avancer tandis que le 9 apprécie les réalisations du 3. Sur le versant négatif, le 3 peut s'impatienter devant l'inertie du 9.

MÉCANISME N° 4

Originalité

Quand la tendance « originalité » est aux commandes chez un individu, ce sont à la fois les contraintes : « Fais des efforts » et « Débrouille-toi tout seul » qui s'expriment. Il s'agit donc de s'attacher à démontrer sa différence et à exprimer sa singularité, tâches pour lesquelles personne ne peut être un secours.

Cherchant à sortir de l'ordinaire, il a une forte tendance à être théâtral. Sa tendance pessimiste le porte davantage à la tragédie qu'à la comédie. Son discours est marqué par la forte présence du registre émotionnel. Il a souvent tendance à parler de ses problèmes. Il n'est pas rare que ses phrases restent inachevées. Il les suspend en effet pour chercher en vain l'expression qui décrira le plus justement son ressenti intérieur à l'instant où il parle. Il se donne beaucoup de mal et « souffre » pour arriver à communiquer.

Un mot clé pourrait résumer la façon dont il s'adresse à vous, un peu comme s'il était dans une représentation théâtrale. Nous appellerons son mode de communication :

Le drame

Il aimera sentir qu'il est unique en son genre.

Avec lui, vous aurez intérêt à rester pondéré pour éviter l'escalade.

Valoriser sa créativité ne pourra que le mettre en confiance.

Restez impliqué dans l'échange, car si vous « n'êtes plus là », il le sentira tout de suite.

La meilleure façon de le mettre mal à l'aise serait de lui faire sentir que vous ne l'enviez pas.

Dans son interaction avec les autres mécanismes, on constatera les éléments suivants :

- face à une autre personne privilégiant le mécanisme n° 4 :

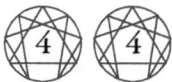

la compréhension mutuelle est au rendez-vous. Sur le versant négatif, il y aura surenchère émotionnelle et une tendance à vouloir rompre un échange qui fonctionne trop bien car il est trop ordinaire ;

- face au 1 :

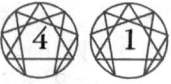

la créativité du 4 et le fonctionnement structuré du 1 sont appréciés de part et d'autre. Sur le versant négatif, les deux voient le verre à moitié vide plutôt qu'à moitié plein. Le 4 se sent encore plus incompris face aux critiques du 1 tandis que le 1 reproche au 4 son manque de rigueur ;

- face au 2 :

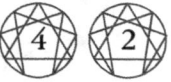

les deux interlocuteurs partagent un mode de communication à tendance théâtrale. Sur le versant négatif, le 4 peut trouver le 2 trop superficiel tandis que le 2 peut trouver le 4 trop centré sur lui-même ;

- face au 3 :

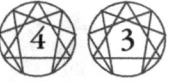

il y a de part et d'autre une grande sensibilité à l'image. Sur le versant négatif, le manque d'authenticité du 3 dérangera le 4 et le 3 sera gêné par le manque de conformisme du 4 ;

- face au 5 :

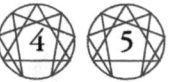

il y a une préoccupation commune pour le sens de la vie. Sur le versant négatif, les modes de fonctionnements centrés sur le mental ou l'émotionnel sont très difficiles à comprendre pour l'autre. Le 4 a besoin d'attention et il n'a pas l'impression de l'obtenir quand le 5 s'isole ;

- face au 6 :

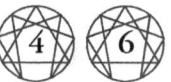

le 4 entre en résonance avec les souffrances du 6 tandis que le 6 joue les sauveurs vis-à-vis du 4. Sur le versant négatif, un manque d'estime de soi partagé peut conduire la relation vers un mode OK-/OK- ;

- face au 7 :

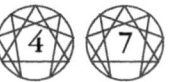

il y a de part et d'autre une recherche d'intensité dans la relation. Sur le versant négatif, le 7 fuit les émotions négatives du 4 ;

- face au 8 :

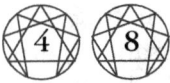

les deux interlocuteurs sont non conformistes. Sur le versant négatif, la demande d'attention du 4 exprimée sous forme de déprime n'est pas comprise par le 8 qui se retire de la relation ;

- face au 9 :

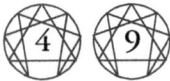

le 9 accepte le 4 tel qu'il est, sans condition, et le 4 aime ça. Sur le versant négatif, le 4 reprochera au 9 son manque d'implication, au grand désespoir de celui-ci.

MÉCANISME N° 5

Explication du monde

Quand la tendance « explication du monde » est aux commandes chez un individu, ce sont à la fois les contraintes « Sois fort » et « Débrouille-toi tout seul » qui s'expriment. Il s'agit donc pour lui de se présenter comme une forteresse inexpugnable et autosuffisante (capable de soutenir un siège).

Cherchant à être un expert qui va en savoir plus que les autres sur des sujets pointus, il affiche, même si ce n'est pas volontaire, un sentiment de supériorité intellectuelle. Dans ses propos, il est abstrait et concis, allant à l'essentiel sans que rien ne manque. Il présente un discours structuré et cohérent. Tout est dit, sans redondances, même si les autres auraient parfois besoin, justement, qu'il se montre plus répétitif. Il a de grandes capacités d'écoute mais manifeste peu d'implication émotionnelle. Il a régulièrement besoin de s'isoler pour se ressourcer.

Un mot clé pourrait synthétiser la façon dont il s'adresse à vous, un peu comme un expert qui maîtrise son sujet. Nous appellerons son mode de communication :

La thèse

Il n'est pas souhaitable de lui faire sentir qu'il est visible. La meilleure façon de le mettre mal à l'aise serait de lui faire prendre conscience qu'on le voit. Il n'appréciera pas les bavardages superficiels sur la pluie et le beau temps. Avec lui, il convient d'être précis et logique. Ne soyez pas surpris s'il prend du temps avant de vous donner une réponse car il a besoin d'un temps de réflexion.

Dans son interaction avec les autres mécanismes, on constatera les éléments suivants :

- face à une autre personne privilégiant le mécanisme n° 5 :

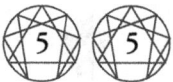

la relation appelle peu d'implication émotionnelle et utilise beaucoup le non-verbal, dans un respect mutuel des frontières de l'autre. Sur le versant négatif, une telle attitude peut conduire à une relation très froide et manquant d'humanité ;

- face au 1 :

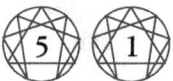

la relation qui s'instaure sera très rationnelle. Sur le versant négatif, le 1 risque de prendre les silences du 5 comme des critiques tandis que le 5 ne supportera pas que le 1 lui dise comment il doit faire ;

- face au 2 :

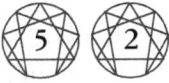

compte tenu de la grande différence de fonctionnement des interlocuteurs, la relation est souvent minimale. Sur le versant négatif, plus le 2 essaiera de satisfaire les besoins du 5, plus celui-ci se refermera sur lui-même ;

- face au 3 :

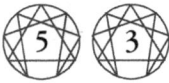

les émotions sont exprimées au minimum. Le 3 assure les relations sociales tandis que le 5 se charge des contenus. Sur le versant négatif, le 5 a du mal à supporter le 3 qui fait semblant de savoir alors qu'il n'y a rien sous le vernis ;

- face au 4 :

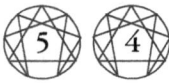

il y a une préoccupation commune pour le sens de la vie. Sur le versant négatif, les modes de fonctionnements centrés sur le mental ou l'émotionnel sont très difficiles à comprendre pour l'autre. Le 4 a besoin d'attention et il n'a pas l'impression de l'obtenir quand le 5 s'isole ;

- face au 6 :

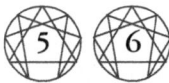

une relation mentale, sans trop d'émotions, contribue à établir un rapport que les deux interlocuteurs souhaitent en général durable. Sur le versant négatif, les retraits du 5 sèment le doute chez le 6 ;

- face au 7 :

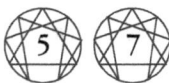

le 5 explore en profondeur les idées amenées par le 7. Sur le versant négatif, le 5 trouvera le 7 superficiel et le 7 trouvera le 5 pas assez varié ;

- face au 8 :

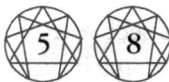

le sens de l'indépendance est partagé. Sur le versant négatif, le 8 sera facilement intrusif quand le 5 se referme sur lui. Le 5 ne l'acceptera pas ;

- face au 9 :

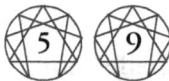

il y a beaucoup de communication non verbale avec respect de l'autre et évitement des conflits. Sur le versant négatif, on risque un manque d'implication.

Mécanisme n° 6

Quête d'approbation

Quand la tendance « quête d'approbation » est aux commandes chez un individu, ce sont à la fois les contraintes « Sois parfait » et « Fais plaisir » qui s'expriment. Il s'agit donc pour lui de se montrer sous son meilleur jour, tout en étant centré sur l'autre et la satisfaction de ses besoins. Dans ses attitudes, on sent qu'il cherche à vous faire plaisir, du mieux qu'il peut, dans un souci de perfection.

Cherchant à respecter ses engagements et à se montrer fiable, il affiche une très grande loyauté envers les siens.

Il est hésitant, et vous dira souvent « oui, mais... » s'il ne sent pas sa légitimité acquise. Ayant une forte tendance au doute, on peut souvent le voir osciller entre confiance et suspicion, en fonction des contextes et des interlocuteurs présents. Il analyse beaucoup les choses et prend beaucoup de précautions pour éviter que le pire n'arrive.

Un mot clé pourrait synthétiser la façon dont il s'adresse à vous en prenant beaucoup de précautions oratoires. Nous appellerons son mode de communication :

Le contrat d'assurance

Face à lui, il est bon de créer un contexte qui lui permette de se fondre dans la masse.

Il attend de vous que vous respectiez les règles en vigueur et la politesse en est une.

Vous aurez intérêt à vous montrer franc et à justifier vos compliments pour ne pas éveiller de doutes en lui.

Afficher une belle confiance ne pourra que le rassurer.

La meilleure façon de le mettre mal à l'aise serait de lui faire remarquer ses écarts de conduite.

Dans son interaction avec les autres mécanismes, on constatera les éléments suivants :

- face à une autre personne privilégiant le mécanisme n° 6 :

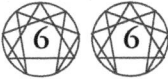

l'union fait la force et la tendance sera de faire face ensemble aux dangers du monde. Sur le versant négatif, la suspicion mutuelle peut s'installer ;

- face au 1 :

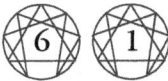

les deux valorisent le travail et voient ce qui ne va pas. Sur le versant négatif, le côté autoritaire du 1 peut déclencher la « contre-phobie » du 6 ;

- face au 2 :

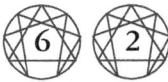

la relation fonctionne un peu comme entre deux 2, dans la satisfaction commune d'une tierce personne. Sur le versant négatif, les tendances manipulatoires du 2 appelleront la tendance paranoïaque du 6 tandis que le 2 trouvera le 6 trop « dans sa tête » ;

- face au 3 :

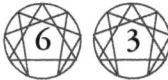

les doutes du 6 stressent le 3 qui y voit se profiler le spectre de l'échec. Le 6 doute de la loyauté du 3 en constatant son jeu d'acteur habituel ;

- face au 4 :

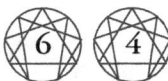

le 4 entre en résonance avec les souffrances du 6 tandis que le 6 joue les sauveurs vis-à-vis du 4. Sur le versant négatif, un manque d'estime de soi partagé peut conduire la relation vers un mode OK-/OK- ;

- face au 5 :

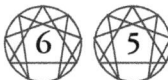

une relation mentale sans trop d'émotions contribue à établir un rapport que les deux interlocuteurs souhaitent en général durable. Sur le versant négatif, les retraits du 5 sèment le doute chez le 6 ;

- face au 7 :

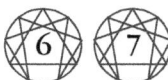

le dialogue se fera sur un niveau mental. Sur le versant négatif, le 6 aura du mal à trouver chez le 7 la loyauté qu'il attend et le 7 appréciera peu le manque d'optimisme du 6 ;

• face au 8 :

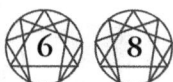

le 6 peut trouver chez le 8 un protecteur et se positionner en aide de camp. Sur le versant négatif, la brusquerie du 8 peut réveiller la tendance « contre-phobique » du 6 qui se dressera contre ce qu'il perçoit comme une autorité abusive ;

• face au 9 :

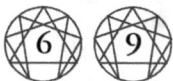

la relation évitera les conflits et la colère. Sur le versant négatif, le manque de mouvement chez le 9 va provoquer des doutes chez le 6.

MÉCANISME N° 7

Optimisme

Quand la tendance « optimisme » est aux commandes chez un individu, ce sont à la fois les contraintes « Fais des efforts » et « Dépêche-toi » qui s'expriment. Il s'agit donc pour lui d'aller vite, avec visiblement des difficultés à supporter que son interlocuteur puisse ne pas avoir le même rythme que lui. Dans ses attitudes, on sent qu'il est pressé et qu'il n'a pas le temps.

Cherchant à être celui qui va apporter du mouvement et de la dynamique dans le groupe, il est plein d'optimisme et de joie de vivre. Avec lui, il n'y a jamais de problèmes. Il vous proposera une activité agréable plutôt que de se pencher sur ceux que vous lui soumettez.

Il aime parler de ses projets et de ses expériences mais manque d'implication sur le long terme.

Il trouve toujours de nouvelles options, de nouvelles façons de faire. Il a du mal à s'engager dans une direction pour y rester. Il aime user de métaphores.

Un mot clé pourrait résumer la façon dont il s'adresse à vous, en vous racontant de petites histoires métaphoriques. Nous appellerons son mode de communication :

Le conte

Il aimera sentir qu'il est fascinant.

Soyez enthousiaste sinon il pourrait vous fuir.

Si vous avez quelque chose d'important à voir avec lui, prenez rendez-vous sinon il risque de vous « filer entre les doigts ».

N'oubliez pas que son image est importante pour lui.

La meilleure façon de le mettre mal à l'aise serait de lui faire sentir qu'il n'est pas intéressant.

Dans son interaction avec les autres mécanismes, on constatera les éléments suivants :

• face à une autre personne privilégiant le mécanisme n° 7 :

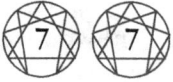

les deux interlocuteurs vont apprécier de « jouer » ensemble. Sur le versant négatif, chacun jouera dans son coin sans vraiment se soucier de l'autre et la relation sera factice ;

• face au 1 :

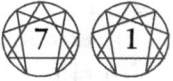

rigueur du 1 et gaieté du 7 sont appréciées de manière réciproque. Sur le versant négatif, le 1 trouvera que le 7 fait preuve d'un laisser-aller insupportable tandis que le 7 trouvera le 1 plutôt borné ;

• face au 2 :

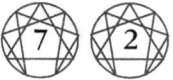

l'optimisme est partagé. Sur le versant négatif, le 7 ne voudra pas se faire piéger dans les manipulations du 2 tandis que le 2 trouvera que le 7 manque de dimension émotionnelle ;

• face au 3 :

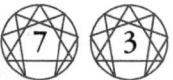

optimisme et souci de l'image sont au rendez-vous, avec des relations souvent superficielles. Sur le versant négatif, on cache de part et d'autre les difficultés et de gros problèmes insuffisamment anticipés peuvent alors surgir. Le 3 est perturbé par le manque de conformisme du 7 ;

• face au 4 :

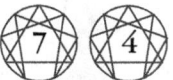

il y a de part et d'autre une recherche d'intensité dans la relation. Sur le versant négatif, le 7 fuit les émotions négatives du 4 ;

• face au 5 :

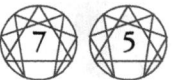

le 5 explore en profondeur les idées amenées par le 7. Sur le versant négatif, le 5 trouvera le 7 superficiel et le 7 trouvera le 5 pas assez varié ;

• face au 6 :

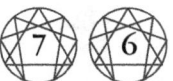

le dialogue s'instaurera sur un niveau mental. Sur le versant négatif, le 6 aura du mal à trouver chez le 7 la loyauté qu'il attend et le 7 appréciera peu le manque d'optimisme du 6 ;

- face au 8 :

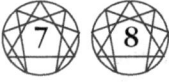

chaque interlocuteur partage un même souci d'indépendance. Sur le versant négatif, le 7 ne voudra pas que le 8 le contrôle et le 8 aura tendance à penser que le 7 use de son mental pour lui cacher quelque chose ;

- face au 9 :

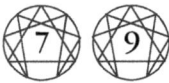

aucun des deux interlocuteurs ne souhaite entrer dans la souffrance. Sur le versant négatif, il sera difficile, de part et d'autre, de prendre des décisions.

MÉCANISME N° 8

Recherche de pouvoir

Quand la tendance « recherche de pouvoir » est aux commandes chez un individu, ce sont à la fois les contraintes « Sois fort » et « Dépêche-toi » qui s'expriment. Il s'agit donc pour lui de montrer sa puissance sans perdre de temps, donc sans trop de retenue.

Cherchant à être celui qui est fort et sur lequel on peut s'appuyer, il fait les choses avec intensité et générosité. Son discours est très manichéen, les choses sont noires ou blanches. Le gris n'est qu'un concept abstrait. Il n'hésitera pas à dire franchement ce qu'il pense. Excessif, il laissera souvent s'exprimer sa colère.

Il lui arrive souvent de provoquer les autres, non pas pour aller jusqu'au conflit, mais pour évaluer leur manière de répondre. Se positionnant en leader, il posera ce qu'il considère comme devant être fait comme non négociable.

Un mot clé pourrait résumer la façon dont il s'adresse à vous, de manière non équivoque et sans appel. Nous appellerons son mode de communication :

Le décret

Face à lui, il est bon de valider l'image qu'il cherche à donner : celle d'un personnage impressionnant. Il vaut mieux être franc avec lui et ne rien dissimuler. Si vous ne faites pas preuve de suffisamment de conviction, il balayera vos arguments. Aussi, soyez clair, précis et concret, en étant sûr de vous. La meilleure façon de le mettre mal à l'aise serait de le forcer à entrer dans la conformité.

Dans son interaction avec les autres mécanismes, on constatera les éléments suivants :

- face à une autre personne privilégiant le mécanisme n° 8 :

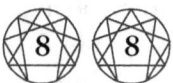

si l'autre est classé comme « ami », tout va bien. S'il est classé comme « ennemi », le ton de la discussion peut monter vite et haut, dans une épreuve de force au terme de laquelle il ne peut y avoir qu'un seul vainqueur ;

- face au 1 :

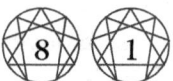

le 8 aide le 1 à ne pas rester dans ses hésitations et les valeurs morales du 1 modèrent les excès du 8. Si ces divergences de fonctionnement ne sont pas respectées de part et d'autre, la relation risque fort d'être troublée par des colères fréquentes se faisant écho l'une à l'autre ;

- face au 2 :

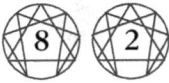

le 2 soutient le 8 qui aime contrôler la situation. Sur le versant négatif, le 8 sera troublé par le manque de distinctions nettes entre amis et ennemis chez le 2 ;

- face au 3 :

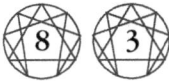

les deux interlocuteurs sont très actifs et vont ensemble de l'avant, dans un rythme rapide. Sur le versant négatif, le 8 peut percevoir le souci d'image du 3 comme de la faiblesse et le 3 trouver que le 8 est trop brusque ;

- face au 4 :

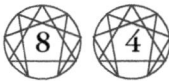

les deux interlocuteurs sont non conformistes. Sur le versant négatif, la demande d'attention du 4 exprimée sous forme de déprime n'est pas comprise par le 8 qui se retire de la relation ;

- face au 5 :

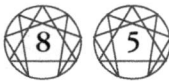

le sens de l'indépendance est partagé par les interlocuteurs. Sur le versant négatif, le 8 sera facilement intrusif quand le 5 se referme sur lui. Le 5 ne l'acceptera pas ;

- face au 6 :

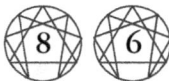

le 6 peut trouver chez le 8 un protecteur et se positionner en aide de camp. Sur le versant négatif, la brusquerie du 8 peut réveiller la tendance « contre-phobique » du 6 qui se dressera contre ce qu'il perçoit comme une autorité abusive ;

- face au 7 :

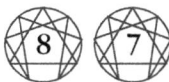

il y a pour chaque interlocuteur un souci d'indépendance. Sur le versant négatif, le 7 ne voudra pas que le 8 le contrôle et le 8 aura tendance à penser que le 7 use de son mental pour lui cacher quelque chose ;

- face au 9 :

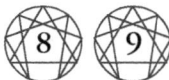

l'un pousse vers l'avant, l'autre tempère. Sur le versant négatif, si l'équilibre ne se fait pas, le 8 va se trouver confronté à la force d'inertie que présente le 9.

Mécanisme n° 9
Quête d'harmonie

Quand la tendance « quête d'harmonie » est aux commandes chez un individu, ce sont à la fois les contraintes « Fais des efforts » et « Fais plaisir » qui s'expriment. Il s'agit donc de faire plaisir à l'autre sans le brusquer et sans s'imposer, se forçant à l'oubli de soi pour la circonstance.

Cherchant à être facile à vivre, il est calme et dans une attitude de soutien et de fusion vis-à-vis de l'autre.

Il ne vous dira jamais non, mais cela ne veut pas forcément dire qu'il fera ce que vous lui demandez. Vous le verrez rarement en colère, ou alors à retardement. Son discours est assez monocorde, il garde un volume sonore constant et est capable de parler très longtemps d'un sujet... à condition qu'il ne soit pas impliquant pour lui.

Un mot clé pourrait résumer la façon dont il s'adresse à vous, en « tournant autour du pot » et sans jamais s'affirmer. Nous appellerons son mode de communication :

Le roman fleuve

Face à lui, il est bon de créer une ambiance non conflictuelle dans laquelle il se sente en sécurité.

Il est difficile pour lui de faire des choix, souvent il ne sait pas ce qu'il veut vraiment. Par contre, il sait très bien ce qu'il ne veut pas ! Aussi, plutôt que de lui demander de choisir, demandez-lui d'éliminer ce qui ne lui convient pas. Vous pourrez ensuite, sans souci, choisir à sa place avec ce qu'il a conservé.

La meilleure façon de le mettre mal à l'aise serait de lui faire penser qu'on l'oublie.

Dans son interaction avec les autres mécanismes, on constatera les éléments suivants :

• face à une autre personne privilégiant le mécanisme n° 9 :

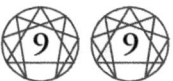

les deux interlocuteurs sont fusionnels. Sur le versant négatif, on risque de tomber dans l'immobilisme ou la routine ;

- face au 1 :

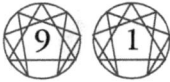

le calme et la routine sont appréciés de part et d'autre. Le 9 soutient le 1 qui, en retour, lui apporte de la structure. Sur le versant négatif, le 9 risque de résister au mouvement qu'impulse le 1 et résistera d'autant plus fort que le 1 voudra lui forcer la main ;

- face au 2 :

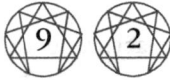

on constate une grande attention réciproque, avec un soutien mutuel. Sur le versant négatif, le 2 peut se décourager d'apporter son soutien au 9 qui ne réussit pas malgré cela tandis que le 9 peut prendre de la distance s'il sent que le 2 tente de le contrôler ;

- face au 3 :

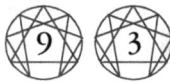

le 3 pousse le 9 à avancer tandis que le 9 apprécie les réalisations du 3. Sur le versant négatif, le 3 peut s'impatienter devant l'inertie du 9 ;

- face au 4 :

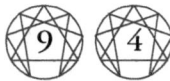

le 9 accepte le 4 tel qu'il est, sans condition, et le 4 aime ça. Sur le versant négatif, le 4 reprochera au 9 son manque d'implication, au grand désespoir de celui-ci ;

- face au 5 :

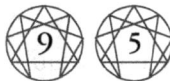

il y a beaucoup de communication non verbale avec respect de l'autre et évitement des conflits. Sur le versant négatif, on risque un manque d'implication ;

- face au 6 :

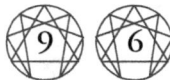

la relation évitera les conflits et la colère. Sur le versant négatif, le manque de mouvement chez le 9 va provoquer des doutes chez le 6 ;

- face au 7 :

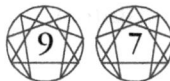

aucun des deux interlocuteurs ne souhaite entrer dans la souffrance. Sur le versant négatif, il sera difficile de part et d'autre de prendre des décisions ;

- face au 8 :

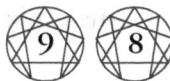

l'un pousse vers l'avant, l'autre tempère. Sur le versant négatif, si l'équilibre ne se fait pas, le 8 va se trouver confronté à la force d'inertie que présente le 9.

Résumons-nous

Chaque mécanisme de l'ennéagramme peut aussi être défini comme point d'intersection de deux messages contraignants particuliers. Un message contraignant se définit comme une « petite phrase », héritée de l'enfance, qui tourne à l'intérieur de nos têtes lors de beaucoup de nos conversations et pose une condition pour pouvoir obtenir l'attention de l'autre. Les messages identifiés sont :
– « Sois parfait » ;
– « Fais plaisir » ;
– « Sois fort » ;
– « Fais des efforts » ;
– « Dépêche-toi » ;
– « Débrouille-toi tout seul ».

En étudiant la communication d'une personne qui manifeste de manière majoritaire dans ses stratégies d'interaction au monde un mécanisme donné de l'ennéagramme, on isole un style particulier qu'on résumera pour chaque profil par une appellation mnémotechnique :
1. La leçon
2. Le soutien et le conseil
3. Le boniment publicitaire
4. Le drame
5. La thèse
6. Le contrat d'assurance
7. Le conte
8. Le décret
9. Le roman-fleuve

Chapitre 7

Les regroupements significatifs

Il peut être particulièrement intéressant d'étudier la structure intrinsèque de l'ennéagramme, afin de dégager des regroupements significatifs. Ils nous permettront d'avoir une perception plus fine de ce qui distingue et différencie les neuf mécanismes qui y sont proposés.

Des stratégies de gestion des émotions

En premier lieu, il sera très instructif de considérer la question du point de vue de l'émotion, en nous plaçant sous l'angle de l'expression d'un mouvement particulier. En effet, lorsque nous sommes « é-mus », nous nous mettons en mouvement. L'émotion peut donc être considérée comme ce qui se trouve à la source de tels mouvements. On peut dès lors distinguer :

• un mouvement que nous qualifierons d'« actif », dirigé vers le monde extérieur et qui nous pousse à aller vers lui : la **colère**. Il convient ici de distinguer la colère, génératrice de pression interne, de l'agressivité, qui peut en être souvent un corollaire ;

• un mouvement que nous qualifierons ici de « passif », orienté vers un retour sur soi : la **dépression**. La dépression dont il est ici question ne doit pas se comprendre à travers les connotations nostalgiques ou tristes qui y sont en général associées. S'agissant d'un mouvement particulier que l'on peut appréhender par ses effets on pourra à titre de métaphore penser aux grands jeux gonflables pour enfants qui fleurissent en été sur les plages. Ils doivent le maintien de leurs formes rebondies au souffle d'air permanent qui entraîne une pression interne. Qu'on vienne à couper la soufflerie et on constatera vite que la structure se replie sur elle-même, dans un mouvement de dépression ;

• un mouvement qui cherche à concilier les mouvements antinomiques de la colère et de la dépression, en visant une adaptation permanente au monde, la **peur**. Selon les circonstances, la peur nous fera fuir ou attaquer, mais, dans tous les cas, elle nous maintiendra dans en état de vigilance.

Nous avons vu précédemment que trois des mécanismes proposés par l'ennéagramme avaient une problématique particulière avec la colère, quand le centre instinctif est prépondérant (8, 9, 1). Trois autres ont une problématique particulière avec la dépression, quand le centre émotionnel est « sur-utilisé » (2, 3, 4). Enfin, trois autres ont une problématique particulière avec la peur, quand le centre mental est au premier plan (5, 6, 7).

Pour chacune des émotions énoncées, quand le « mouvement » considéré prend trop de place, il existe trois stratégies permettant à l'individu de gérer son vécu intérieur :
- laisser s'exprimer librement le mouvement afin de s'en libérer au plus vite ;
- tenter de gérer le mouvement en instaurant un contrôle sur celui-ci pour en compenser les effets ;
- refouler le mouvement et entrer dans un déni par rapport à la réalité de son existence.

Ainsi, on constate que le mécanisme n° 8 laisse s'exprimer trop librement la colère, que le n° 4 laisse exister la dépression comme élément favorisant l'intensité émotionnelle et que le n° 6 se laisse trop envahir par la peur.

De même, le n° 1 combat la colère qui l'anime en jugeant qu'il s'agit d'une marque d'imperfection, le n° 3 lutte contre la dépression en rehaussant en permanence son image de lui-même à travers ses réalisations et le n° 5 utilise son mental pour comprendre le monde qui l'entoure et ainsi contenir sa peur.

Enfin, en ne reconnaissant pas ses propres besoins et en cultivant l'orgueil, le n° 2 refoule la dépression, tout comme le n° 7 refoule la peur dans sa recherche d'adrénaline et d'options de vie qui tiennent celle-ci à distance. Quant au n° 9, il refoule sa colère afin de ne pas faire de vagues.

On se trouve donc devant trois émotions distinctes et trois façons de les gérer. Si on les pose graphiquement sur l'ennéagramme, on obtient le diagramme suivant :

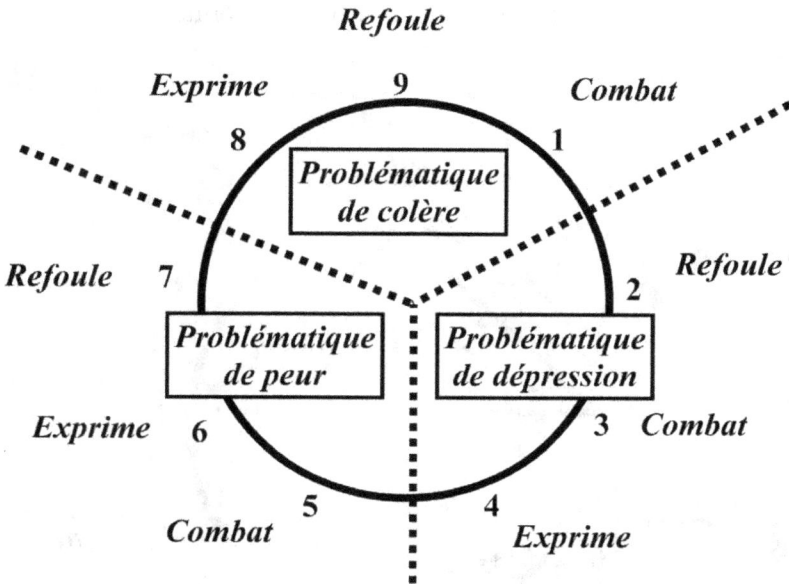

De ce premier constat, on peut déduire certaines affinités entre les profils. En premier lieu, une problématique émotionnelle est partagée par trois profils à chaque fois. Ainsi, on distingue les groupes 2, 3, 4 pour la dépression, 5, 6, 7 pour la peur et 8, 9, 1 pour la colère. On retrouve ici la segmentation ayant présidé à la construction des mécanismes dans les premiers chapitres.

L'attitude face aux difficultés

À l'intérieur de chacun de ces groupes, on peut distinguer trois façons de gérer l'émotion. Si nous regroupons les mécanismes selon ce critère, nous obtenons la classification suivante :
• trois mécanismes combattent l'émotion qui nous déborde (1, 3, 5). En conséquence, face aux difficultés et aux conflits que la vie nous présentera immanquablement, cette stratégie va ressurgir et nous pousser à prendre le problème à bras-le-corps et à y réagir en déployant une attitude fondée sur l'objectivité, la compétence et l'efficacité ;
• trois mécanismes (7, 9, 2) refoulent l'émotion gênante. Face aux conflits et aux difficultés, l'attitude majoritaire sera dès lors orientée vers la négation du problème et une attitude positive. Nous aurons donc tendance à reformuler positivement les difficultés ;
• trois mécanismes (4, 6, 8) laissent s'exprimer l'émotion. Face aux problèmes, ce qui demande à s'exprimer aura tendance à sortir plus

librement, dans une attitude de réaction émotionnelle : le n° 8 se met en colère, le n° 6 a peur et le n° 4 déprime.

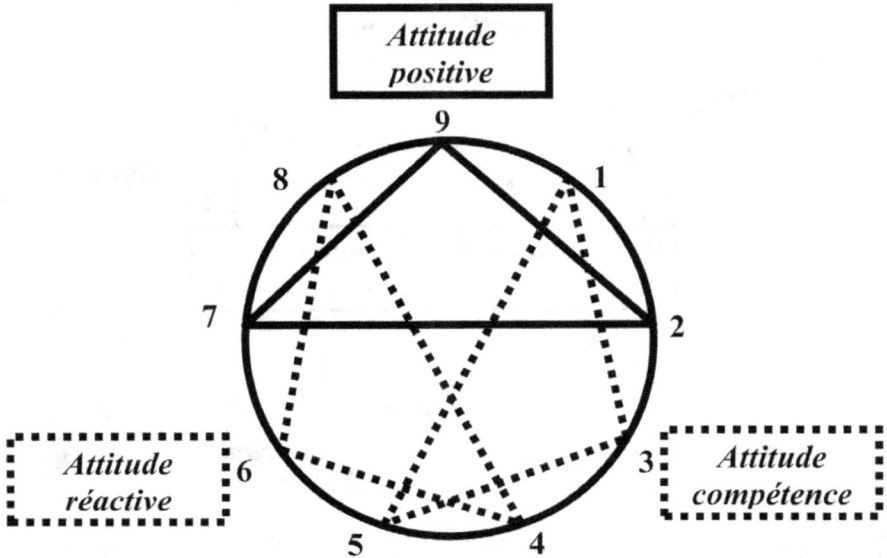

Au-delà de l'émotion prioritaire

Mais nous pouvons aller plus loin dans l'étude des regroupements que permet cette vision de l'ennéagramme fondée sur les émotions et leur mode de gestion.

En effet, si pour chaque mécanisme il est possible de dégager une émotion prioritaire et une façon de la gérer, que deviennent les deux autres émotions et comment sont-elles prises en charge par chacun des mécanismes ?

Nous partirons d'un postulat qui conditionne la suite de notre discours. Pour un point donné de l'ennéagramme, les trois émotions sont alors présentes, pas uniquement l'émotion prioritaire, et les trois modes de gestion sont également représentés.

Ainsi, une fois définies l'émotion principale et sa prise en charge sur chaque point, il nous reste à chaque fois deux possibilités pour les autres émotions.

Le mécanisme n° 5, par exemple, aurait alors accès à deux stratégies de fonctionnement :
- combattre la peur, refouler la colère et exprimer la dépression ;
- combattre la peur, exprimer la colère et refouler la dépression.

Pour rester sur notre exemple, il est important de bien préciser ici qu'un individu privilégiant un fonctionnement fondé sur le mécanisme n° 5 est tout à fait capable de refouler ou de laisser s'exprimer sa peur. Les combinaisons proposées ne sont que des modes de fonctionnement préférentiels pour un mécanisme donné.

Un bon dessin valant souvent mieux qu'un long discours, examinons plutôt comment ce dispositif s'exprime sur un diagramme :

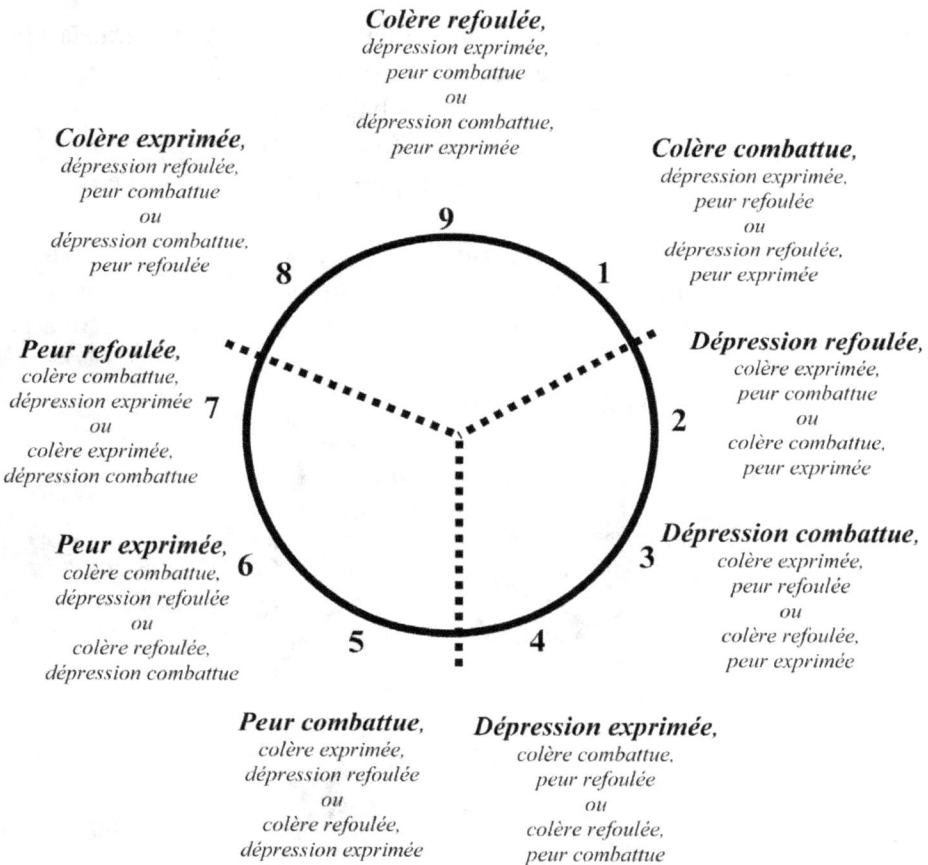

Colère refoulée,
dépression exprimée,
peur combattue
ou
dépression combattue,
peur exprimée

Colère exprimée,
dépression refoulée,
peur combattue
ou
dépression combattue,
peur refoulée

Colère combattue,
dépression exprimée,
peur refoulée
ou
dépression refoulée,
peur exprimée

Peur refoulée,
colère combattue,
dépression exprimée
ou
colère exprimée,
dépression combattue

Dépression refoulée,
colère exprimée,
peur combattue
ou
colère combattue,
peur exprimée

Peur exprimée,
colère combattue,
dépression refoulée
ou
colère refoulée,
dépression combattue

Dépression combattue,
colère exprimée,
peur refoulée
ou
colère refoulée,
peur exprimée

Peur combattue,
colère exprimée,
dépression refoulée
ou
colère refoulée,
dépression exprimée

Dépression exprimée,
colère combattue,
peur refoulée
ou
colère refoulée,
peur combattue

Il est alors intéressant de distinguer les familles qui partagent certains regroupements caractéristiques :
- les mécanismes 1, 4 et 7 partagent : « Colère combattue, dépression exprimée, peur refoulée » ;
- les mécanismes 2, 5 et 8 partagent : « Colère exprimée, dépression refoulée, peur combattue » ;
- les mécanismes 3, 6 et 9 partagent : « Colère refoulée, dépression combattue, peur exprimée ».

Dans cette segmentation, on divise les mécanismes en trois groupes de trois avec les trois centres représentés dans chaque regroupement ainsi que les trois modalités de gestion de l'émotion prioritaire. Et on retrouve alors les trois « directions de préoccupation » qu'on avait utilisées dans les premiers chapitres pour bâtir les mécanismes. Ces directions ont des conséquences directes sur la façon d'être au monde des individus manifestant ces divers mécanismes :

- pour les points 1, 4 et 7, la réalité apparaît d'ordre extérieur, la vie consiste dès lors à se centrer sur le monde environnant. L'impression qui en ressort est : « Je ne suis pas à la hauteur du monde » ;
- pour les points 2, 5 et 8, la réalité est d'ordre intérieur, la personne est centrée sur elle-même. L'impression qui en ressort est : « Le monde n'est pas à ma hauteur » ;
- pour les points 3, 6 et 9, l'attention est dirigée à la fois vers l'extérieur et vers l'intérieur, la vie consiste alors à intégrer intérieurement le monde extérieur. L'impression qui en ressort est : « Je dois être à la hauteur du monde » ;

Représenté graphiquement, on obtient alors :

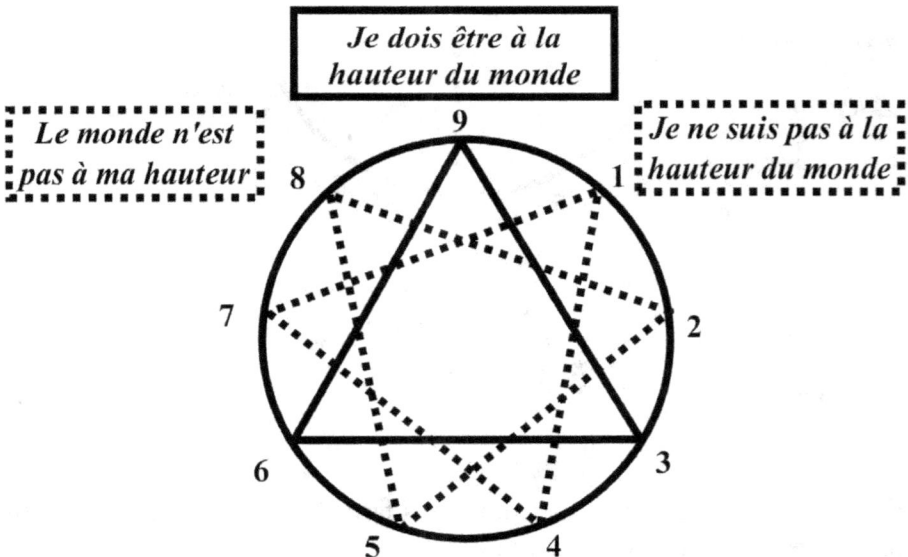

L'attitude face au groupe

Un autre partitionnement significatif peut être isolé, qui répond aux mêmes critères que le précédent :

- « colère exprimée, dépression combattue, peur refoulée » sont partagées par les profils 3, 7 et 8 ;

- « colère refoulée, dépression exprimée, peur combattue » sont partagées par les profils 4, 5 et 9 ;
- « colère combattue, dépression refoulée, peur exprimée » sont partagées par les profils 1, 2 et 6 ;

Cette nouvelle segmentation trouve un écho particulier dans les travaux de la psychanalyste Karen Horney[1] qui proposent une typologie particulière fondée sur la manière dont on peut répondre au stress. Elle définit trois types de réponse :

- une réponse « assertive » qui consiste à répondre au stress par une inflation de l'ego conduisant un individu à « réclamer » sa place à la société. Elle est caractéristique du premier regroupement 3, 7 et 8 ;
- une réponse « défensive » qui consiste à répondre au stress par une fuite dans l'imagination et dans une position qui vise à « se retirer » de la société. Elle est caractéristique du deuxième regroupement 4, 5 et 9 ;
- une réponse « adaptative » qui consiste à répondre au stress par le besoin d'être au service des autres et de « mériter » sa place dans la société. Elle est caractéristique du dernier regroupement 1, 2 et 6.

Représenté graphiquement, on obtient alors :

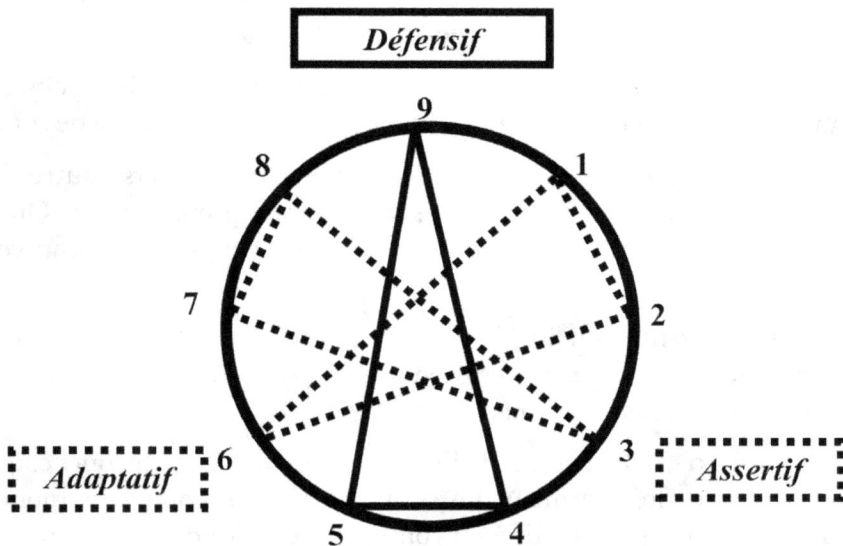

---

1. Horney, Karen, *La Personnalité névrotique de notre temps*, L'Arche, 1953.

La quête de l'équilibre

Dans l'ennéagramme il y a neuf points, soit un chiffre impair. Aussi, aucun point n'est-il diamétralement opposé à un autre. Vus sous cet angle, les divers mécanismes peuvent être considérés comme des tentatives de résolution d'un problème posé par un autre mécanisme situé en face sur le cercle de l'ennéagramme. Ces tentatives, en créant une nouvelle problématique qui sera résolue par un autre point, finissent par former une boucle qui relie tous les mécanismes entre eux dans une quête d'équilibre à laquelle leur globalité concourt.

Au point 9, il existe une tendance à la fusion qui est problématique. Le point 5 propose alors, en réaction, un mécanisme qui exacerbe l'isolation. L'axe 9-5 peut dès lors être qualifié d'axe du « contact aux autres ».

La faculté à s'isoler du point 5 favorisera sa capacité à prendre du recul et à agir en deux temps : d'abord réfléchir, ensuite agir. En réponse, le point 1 apporte une capacité à agir au contraire avec spontanéité, dans l'instant, dans la primarité. L'axe 5-1 peut donc être qualifié d'axe du « mode de réaction aux événements ».

La primarité au point 1 va entraîner une tendance trop forte à juger les autres. En compensation, le point 6 développe une tendance à se sentir jugé par les autres. L'axe 1-6 est donc l'axe du « jugement ».

En 6, la tendance à se sentir jugé développe le doute de soi. En réponse, le point 2 développe l'orgueil. On est ici face à l'axe de « l'estime de soi ».

Au point 2, l'orgueil pousse à se montrer généreux envers l'autre. En compensation, le point 7 se centre sur lui et son propre plaisir. On se trouve donc sur l'axe de « l'orientation de l'attention (vers soi ou vers les autres) ».

En étant trop centré sur lui, le point 7 génère un manque de ténacité qui est contrebalancé par la persévérance du point 3. L'axe 7-3 apparaît alors comme l'axe de la « ténacité ».

La ténacité en 3, le besoin d'aller jusqu'au bout, coûte que coûte, développe son côté charmeur. En compensation, le point 8 se montre abrupt. L'axe 3-8 sera qualifié en conséquence d'axe de « l'affirmation de soi ».

Le caractère abrupt du point 8 s'assortit de combativité excessive. En réponse, le point 4 devient dépressif. L'axe 8-4 peut, dès lors, être désigné comme axe de la « pression interne ».

En 4, le côté dépressif favorise une tempête émotionnelle permanente. En compensation, le point 9 fait preuve d'inertie interne. On définit alors l'axe du « climat émotionnel interne (intense ou plat) ».

L'inertie du 9 le rend fusionnel, ce qui boucle la boucle, cette fusion étant équilibrée par l'isolation au point 5.

Inertie
⇩
Fusion

Abrupt
⇩
Combativité

Primarité
(réaction rapide)
⇩
Tendance à juger

Orientation
vers soi
⇩
Volatilité

Orgueil
⇩
Orientation
vers l'autre

Tendance à
se sentir jugé
⇩
Doute de soi

Persévérance
⇩
Charmeur

Isolement
⇩
Secondarité
(réaction calculée)

Dépressif
⇩
Tempête
émotionnelle

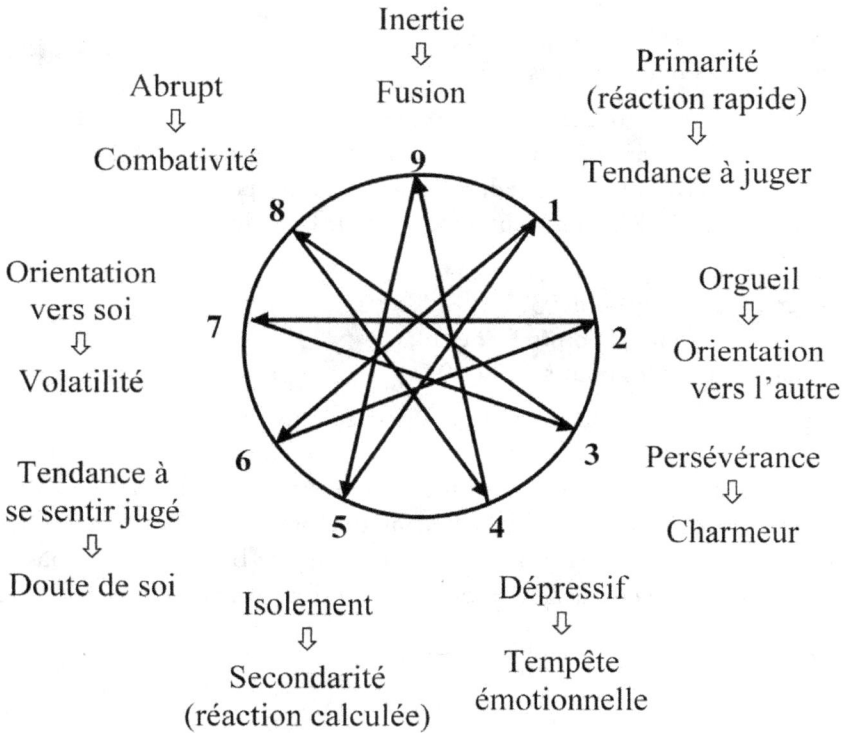

Résumons-nous

Il est possible de dégager des regroupements caractéristiques entre les neuf mécanismes de l'ennéagramme.

Le mode de gestion de l'émotion prioritaire, avec ses conséquences sur la façon d'aborder les problèmes, qui peut être :
— refoulée pour les points 2, 7 et 9 ;
— exprimée pour les points 4, 6, et 8 ;
— combattue pour les points 1, 3 et 5.

La façon de se positionner face au monde :
— « le monde n'est pas à ma hauteur » pour les points 2, 5 et 8 ;
— « je ne suis pas à la hauteur du monde » pour les points 1, 4 et 7 ;
— « je dois être à la hauteur du monde » pour les points 3, 6 et 9.

L'attitude face au groupe :
— assertive pour les points 3, 7 et 8 ;
— adaptative pour les points 1, 2 et 6 ;
— défensive pour les points 4, 5 et 9.

On peut également établir une figure particulière reliant les 9 points, dans laquelle chaque mécanisme est considéré comme une tentative de résolution d'un problème posé par un autre mécanisme situé en face sur le cercle de l'ennéagramme, cette tentative amenant une nouvelle problématique qui sera résolue par un autre point, créant à la fin une boucle reliant tous les mécanismes entre eux dans une quête d'équilibre à laquelle leur globalité concourt.

Chapitre 8

Aux sources de l'ennéagramme

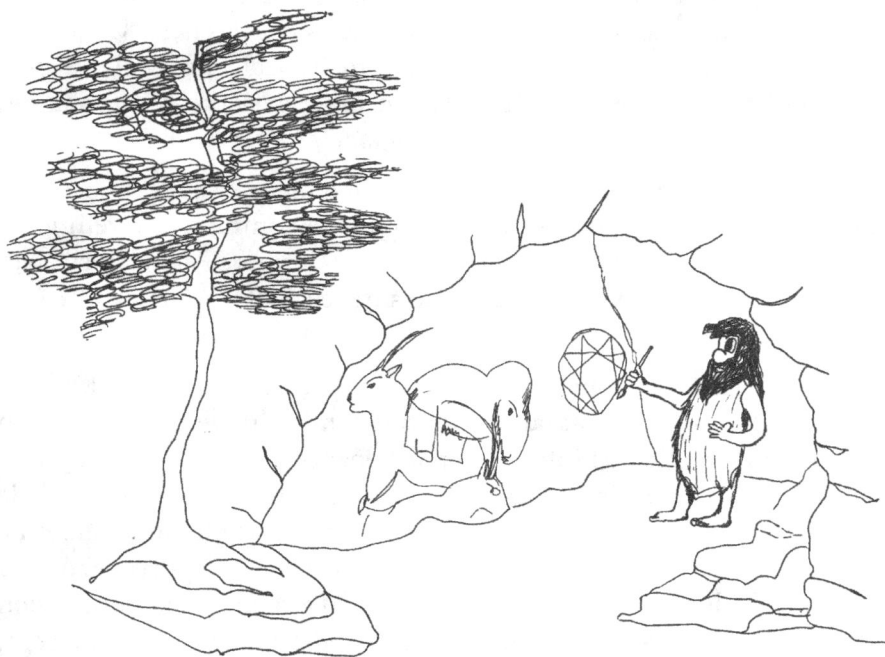

L'ennéagramme moderne, tel qu'il est présenté dans cet ouvrage, trouve son origine indiscutable dans l'enseignement que propose, au début des années 1970, le Bolivien Oscar Ichazo (né en 1931) à Arica, petite ville d'Amérique du Sud. C'est là qu'il réunit des personnes à la recherche d'une évolution spirituelle autour d'un enseignement visant à atteindre « l'illumination de manière scientifique », pour reprendre ses propres termes, en s'appuyant notamment sur l'ennéagramme. Son système complet comprend plusieurs dizaines de figures de l'ennéagramme pour expliquer le fonctionnement de l'être humain. Depuis, il a fondé l'institut Arica, basé aux États-Unis pour transmettre ce système, incluant ce qu'il a baptisé la « trialectique ». Le corpus complet d'Ichazo n'a, à ce jour, pas été rendu public et reste réservé pour certains points aux membres de cette association qui se nomment entre eux « Aricans ».

Parmi ses élèves, le Chilien Claudio Naranjo, psychiatre qui travailla avec Fritz Perls, le père de la Gestalt-thérapie, à Esalen, en Californie, sera chargé en 1971 par le maître de recruter des groupes de personnes pour suivre son enseignement. Plus tard, Naranjo, de retour en Californie, établira une correspondance entre le système proposé par Ichazo et ses connaissances en matière de psychologie et de psychiatrie. Il proposera de voir les profils pathologiques recensés dans le manuel américain des troubles psychiatriques (DSM) comme des cas de désintégration extrême des mécanismes que nous avons détaillés dans cet ouvrage. C'est ainsi qu'il rendra le système cohérent avec l'approche occidentale. Il diffusera alors son enseignement sous une forme orale à Berkeley devant des groupes appelés « chercheurs de vérité » (SAT, Seeker After Truth).

Parmi ses élèves, on notera plus particulièrement le père Bob Ochs, de Chicago, qui introduira ce système dans sa communauté religieuse comme outil de développement spirituel et formera, notamment, les auteurs du premier ouvrage consacré au sujet en 1984[1] : Patrick O'Leary, Maria Beesing et Robert Nogosek.

Ce livre brisera la convention tacite respectée jusque-là de tenir l'enseignement de l'ennéagramme dans le seul cadre de la transmission orale, pour le meilleur (l'information devenant accessible au plus grand nombre) et pour le pire (la confusion entre l'ennéagramme, outil de libération de nos mécanismes automatiques, et une typologie qui enferme les individus dans neuf cases devenant plus difficile à corriger quand l'élève qui le découvre est livré à lui-même). Le tabou de la publication étant brisé, plusieurs auteurs populariseront et feront évoluer le concept, pour conduire à l'ennéagramme d'aujourd'hui.

Oscar Ichazo, tout en insistant à juste titre sur le fait que l'ennéagramme recense des modèles de changement et non des stéréotypes statiques, n'a jamais voulu s'expliquer sur les sources de son enseignement. On sait qu'il a beaucoup voyagé dans sa jeunesse pour suivre des études spirituelles, se formant entre autres au soufisme, mais le voile demeure quant à ses véritables inspirateurs.

Si l'on cherche des traces plus anciennes, on retrouve le symbole de l'ennéagramme, comme représentation de l'enchaînement des processus cosmiques, introduit au début du XXᵉ siècle par George Ivanovitch

---

1. Beesing, Maria, Nogosek, Robert, O'Leary, Patrick, *L'Ennéagramme, un itinéraire de vie intérieure, op. cit.*

Gurdjieff (1877-1949), maître spirituel pour les uns, aventurier pour d'autres, qui l'introduit en France. D'origine arménienne, il voyage à travers le Moyen-Orient et en Inde, avant d'enseigner la spiritualité et la psychologie à Moscou et à Saint-Pétersbourg. Il quittera la Russie à la révolution pour fonder à Fontainebleau l'« Institut pour le développement harmonieux de l'homme ». Son enseignement comporte deux parties.

Il s'appuie d'une part sur le symbole de l'ennéagramme qu'il utilise apparemment pour tout autre chose que pour recenser des automatismes de la psyché et que nous étudierons dans le prochain chapitre. Il s'agit de l'ennéagramme des processus. Son enseignement fait une large place, d'autre part, aux trois centres, mental, émotionnel et instinctif ainsi qu'aux types d'hommes en fonction du centre dominant. Mais on ne trouve pas la trace du rapprochement entre le symbole et les types de personnalité, établi par la suite par Oscar Ichazo.

Avant G. I. Gurdjieff, il n'existe pas de preuves irréfutables sur les sources originelles de l'ennéagramme. Ce mystère a pu être exploité par certains pour faire sensation, au détriment parfois du véritable intérêt de l'outil, qui ne se trouve pas dans ses origines, mais dans sa précision et son efficacité en tant que carte placée sur le chemin de la découverte de soi. La difficulté qui persiste à trouver les racines de l'ennéagramme réside probablement dans le fait qu'il a été transmis dans le cadre d'une tradition strictement orale, au fil des époques. C'est pourquoi, avant le XXe siècle, la piste devient plus difficile à remonter. Et pourtant, elle est bien là si on y regarde de suffisamment près. Pour être exact, elle se divise en deux branches.

Considérons, d'une part, le symbole. Gurdjieff prête à une école de sagesse mésopotamienne, 2 500 ans avant J.-C., la Fraternité Sarmoun, un sceau qui représentait une abeille au centre d'un ennéagramme. On trouve par ailleurs évoqué que l'ennéagramme aurait été le neuvième sceau de Pythagore, fondateur dans l'Antiquité d'une École des Mystères.

La représentation que nous manipulons aujourd'hui est donc à l'évidence fort ancienne. Mais rien ne prouve qu'elle ait été utilisée dans le passé de la même manière qu'aujourd'hui. Imaginez que, dans plusieurs milliers d'années, on retrouve, sans savoir de quoi il s'agit, un morceau de carcasse de voiture portant le logo de la marque Volkswagen. Si nos descendants utilisent alors ce symbole pour représenter un modèle encore inconnu de la psyché humaine, ils feront un beau raccourci en extrapolant que nous l'utilisions pour la même chose qu'eux plutôt que comme simple « image de marque ». Aussi, ne courons pas le risque de commettre la même erreur avec le dessin de l'ennéagramme.

Examinons, d'autre part, la classification en neuf grandes familles de comportements. Au IVe siècle, en Égypte, les Pères du désert, des ascètes chrétiens, définissent les sept péchés capitaux. Dans ses écrits, Évagre le Pontique établit huit « logismoï » qu'on retrouve parmi les mécanismes évoqués dans cet ouvrage par le biais des passions. Il n'y manque que la peur. Mais on peut remonter encore plus loin. J'ai personnellement trouvé chez le philosophe romain Sénèque (4 av. J.-C. ; 65 ap. J.-C.), qui fut le jeune élève du pythagoricien Sotion au Ier siècle de notre ère, une description troublante des neuf personnalités humaines, parfaitement en phase avec l'ennéagramme, dans une de ses œuvres, *De la brièveté de la vie*. Pour vous laisser juge, je vous livre ici la traduction[1] du passage en question en vous laissant faire les correspondances qui vous semblent s'imposer en considérant la partie du texte qui n'a pas été mise en italique :

> *« Pourquoi ces plaintes contre la nature ?*
> *Elle s'est montrée si bienveillante ! Pour qui sait l'employer, la vie est assez longue.*
> Mais l'un est dominé par une insatiable avarice ;
> l'autre s'applique laborieusement à des travaux frivoles ;
> un autre se plonge dans le vin ;
> un autre s'endort dans l'inertie ;
> un autre nourrit une ambition toujours soumise aux jugements d'autrui ;
> un autre, témérairement passionné pour le négoce, est poussé par l'espoir du gain sur toutes les terres, par toutes les mers ;
> quelques-uns, tourmentés de l'ardeur des combats, ne sont jamais sans être occupés ou du soin de mettre les autres en péril ou de la crainte d'y tomber eux-mêmes.
> On en voit qui, dévoués à d'illustres ingrats, se consument dans une servitude volontaire.
>
> Plusieurs convoitent la fortune d'autrui ou maudissent leur destinée ;
> *la plupart des hommes, n'ayant point de but certain, cédant à une légèreté vague, inconstante, importune à elle-même, sont ballottés sans cesse en de nouveaux desseins ;*

---

1. Traduction de M. Charpentier, Garnier, collection « Panckoucke », Paris, 1860.

quelques-uns ne trouvent rien qui les attire ni qui leur plaise : et la mort les surprend dans leur langueur et leur incertitude.

Aussi cette sentence sortie comme un oracle de la bouche d'un grand poète me paraît-elle incontestable : nous ne vivons que la moindre partie du temps de notre vie ; car tout le reste de sa durée n'est point de la vie, mais du temps. »

Alors, finalement, d'où nous vient l'ennéagramme ? Il est impossible de le dire. Ce qui est certain, c'est qu'il s'agit d'une connaissance fort ancienne. Elle pose une carte très précise d'une partie – et d'une partie seulement – du fonctionnement humain, et c'est sa précision qui lui a permis de traverser les âges. Aussi, quels que soient les circuits empruntés par cette connaissance pour parvenir à nous, elle nous est aujourd'hui disponible.

À chacun de la découvrir, de l'expérimenter, de juger si elle est utile et valide pour lui.

À chacun d'en profiter ou bien de s'orienter vers d'autres approches qui donneraient de meilleurs résultats.

Résumons-nous

L'ennéagramme moderne trouve ses sources dans les années 1970 dans l'enseignement d'Oscar Ichazo, fondateur de l'institut Arica. Adapté à l'approche occidentale par Claudio Naranjo, il est sorti d'une transmission purement orale depuis la parution du premier ouvrage sur le sujet en 1984 et s'est depuis largement répandu dans le monde.

Avant 1970, on trouve des traces du symbole de l'ennéagramme et des considérations sur les trois centres de l'être humain dans l'enseignement de G. I. Gurdjieff, dans la première moitié du XXe siècle.

Si l'on veut remonter aux origines plus anciennes de l'ennéagramme, deux pistes sont possibles. D'un côté, une piste qui nous conduit vers le symbole proprement dit qui pourrait avoir existé 2 500 ans avant J.-C. De l'autre, les traces d'une classification en neuf grandes familles de profils psychologiques qui remonterait au moins au philosophe Sénèque au Ier siècle après J.-C.

Chapitre 9

L'ennéagramme des processus

Par « ennéagramme des processus », nous désignerons l'utilisation du symbole que proposait George Ivanovitch Gurdjieff à ses élèves. Elle paraît, au premier abord, très différente de celle consistant à poser sur les points des mécanismes conditionnant la personnalité.

Dans son ouvrage *Fragments d'un enseignement inconnu*, le philosophe russe Ouspensky, contemporain et disciple de Gurdjieff, nous rapporte les propos de celui-ci au sujet de l'ennéagramme des processus : « *Un homme isolé dans le désert tracerait-il l'ennéagramme sur le sable, il y pourrait lire les lois éternelles de l'univers. Et il apprendrait chaque fois quelque chose de nouveau, quelque chose dont il ignorait tout jusqu'alors.* » Ainsi, selon lui, l'ennéagramme des processus était une façon puissante et efficace de modéliser tout processus ayant une valeur ajoutée et apportant un saut qualitatif pour celui qui le déroule.

Quand on le pratique sérieusement, on constate, en effet, que c'est un système fonctionnant de manière remarquable. Il trouve d'ailleurs des applications concrètes dans tous les secteurs de la vie courante, qu'il s'agisse de la considération des étapes nécessaires à la mise sur le marché d'un nouveau produit, de la modélisation des moments clés d'un bon scénario de roman, ou encore de la meilleure façon de régler un instrument de mesure optique aussi délicat que l'interféromètre de Michelson.

Le modèle de Gurdjieff part du constat que tout processus livré à lui-même finit par tourner en rond, de manière stérile, comme l'homme qui fait des ronds en marchant dans le désert lorsqu'il est sans repère. Ce matin, par exemple, j'avais posé, sur le buffet de mon vestibule d'entrée, un document important à rapporter au bureau. En sortant de chez moi, mon téléphone a sonné et j'ai répondu. En arrivant au bureau, j'ai bien évidemment constaté que j'avais laissé mon document… chez moi, trônant sur le buffet.

De telles mésaventures nous arrivent tout le temps, pour la simple et bonne raison qu'à un moment donné quelque chose vient nous perturber et changer notre objectif. Afin de maintenir le cap, il faut donc qu'un « choc » compensatoire se produise, pour nous « réaligner » dans la bonne direction. Dans le cas de mon document oublié, une pancarte sur la porte d'entrée portant l'inscription : « N'as-tu rien oublié ? » aurait pu produire ce choc. On peut résumer ce principe selon le schéma suivant :

La volonté initiale : on est en A et on décide d'aller en B.

A ————————————————————→ B

Les circonstances de la vie : un événement vient perturber notre détermination, la nouvelle cible est B'. Vécu de façon répétitive, ce processus nous conduit à tourner en rond.

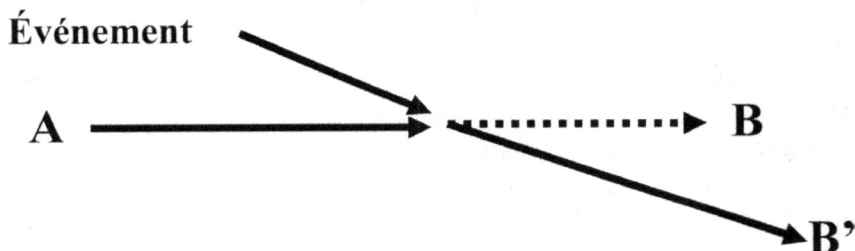

Événement

A ————————————→ ·········▸ B

B'

La condition de stabilité : un second événement doit venir corriger la perturbation et renseigner le système en des points stratégiques afin de nous permettre de maintenir le cap.

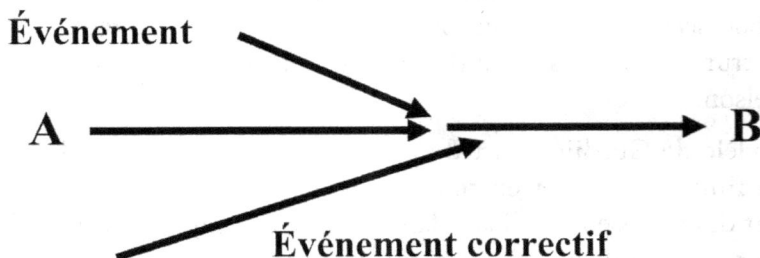

Événement

A ————————————→————→ B

Événement correctif

Pour identifier les points les plus à même de recevoir un de ces fameux « chocs », Gurdjieff a établi une analogie avec la gamme musicale chromatique, visible sur le clavier d'un piano :

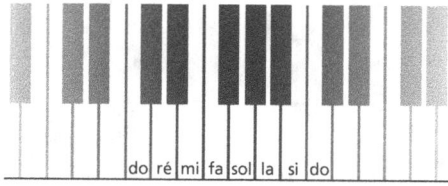

Un premier intervalle, propice à l'introduction d'un choc correctif, existe entre *mi* et *fa*, un second entre *si* et *do* – à ces endroits du clavier, en effet, il n'y a pas de demi-ton, matérialisé par une touche noire, entre les notes. Bâti sur cette base, l'ennéagramme des processus pose comme principe que, pour arriver à son terme, un processus doit subir un premier choc correctif entre *mi* et *fa*.

Le terme « choc » désigne un élément nouveau qui « entre dans le système » et modifie les données du problème. Ce choc correspond alors à un deuxième sous-processus qui démarre. Pour arriver à son terme, ce nouveau processus doit lui-même être ajusté par un second choc et l'arrivée d'un troisième sous processus.

En cybernétique[1], cela revient à dire que le processus est régulé par une boucle de rétroaction et que cette boucle est elle-même contrôlée par un deuxième niveau de rétroaction. Pour prendre un exemple plus significatif dans la vie de tous les jours, imaginez-vous au volant d'une voiture en train de dévier dangereusement. Le premier choc correspondrait au coup de volant donné à contre-sens pour éviter de finir dans le fossé et le second choc à l'ajustement effectué après ce coup de volant salutaire qui vous évite de vous retrouver dans le fossé d'en face !

On est donc devant un processus qui passe par une impulsion initiale et deux chocs successifs, suivant les contours d'un triangle. Sur chaque côté du triangle, deux étapes nous permettent d'aboutir à un découpage final en six temps (2 fois 3 côtés du triangle).

Si l'on place notre processus initial et les deux processus « correctifs » le long de cette figure, en reprenant l'analogie musicale, on obtient le dessin suivant qui peut être éclairant :

---

1. Technique de modélisation des échanges par l'étude de l'information et des principes de l'interaction.

On peut affirmer qu'un processus donne de la valeur ajoutée si, à l'arrivée, on se retrouve avec quelque chose qui est différent de ce qu'on avait au départ, quelque chose qui aura subi une transformation. Ainsi, par exemple, lorsque vous devez ranger une pièce ou votre bureau, vous aurez pu déjà constater que si vous vous contentez de réaliser de petits ajustements successifs, vous tournerez vite en rond. À un moment donné, la meilleure solution consiste donc à tout mettre à plat, à défaire l'organisation existante, afin de pouvoir recombiner les choses différemment pour laisser émerger une chose nouvelle (apportant alors une valeur ajoutée). Ce principe se retrouve entièrement dans la symbolique du triangle, pointe vers le haut : partant d'une unité de départ (la pointe du triangle), on « désorganise » les choses, on crée la multiplicité. Cette multiplicité devient alors un espace à l'intérieur duquel il devient possible de recombiner les choses, d'effectuer des transformations avec des éléments distincts. Une fois cette réorganisation accomplie, on peut tout réintégrer dans le cadre d'une nouvelle unité qui fournit de la nouveauté à l'unité précédente.

Le schéma suivant illustre ce principe :

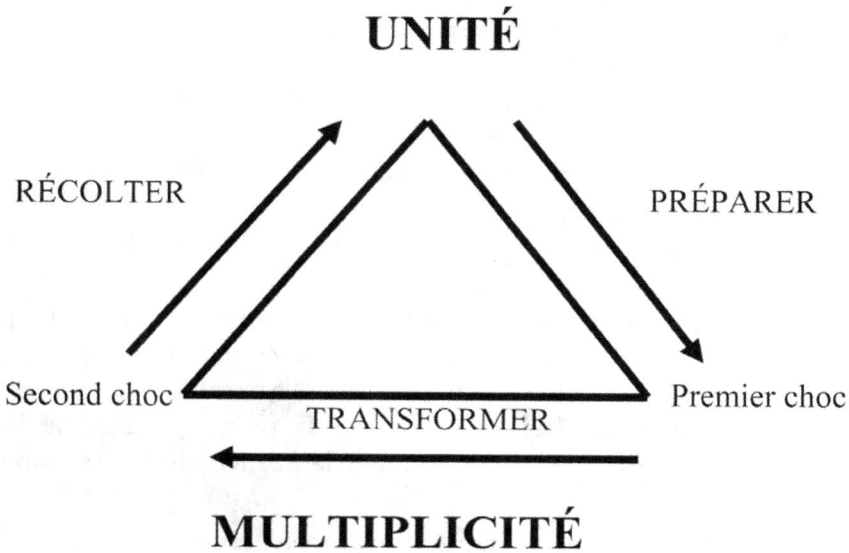

UNITÉ

RÉCOLTER

PRÉPARER

Second choc

TRANSFORMER

Premier choc

MULTIPLICITÉ

En plaçant deux étapes clés sur chacune des trois phases matérialisées par le triangle, on définit un processus en six étapes qui se succèdent chronologiquement. En utilisant les flèches intérieures au symbole de l'ennéagramme, on pose des relations particulières qui relient les différentes étapes et ne correspondent pas au cycle chronologique, mais à un circuit d'information. Pour bien se dérouler, une étape a besoin d'une information fournie par une autre étape située à l'autre bout d'une flèche dont elle est l'extrémité de fin.

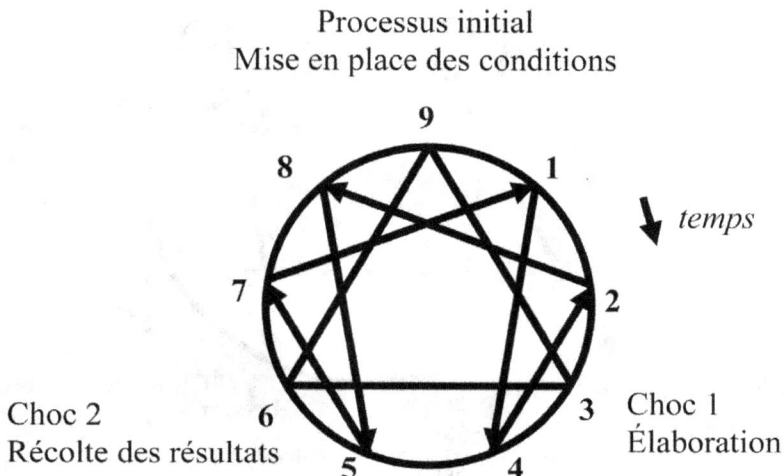

Processus initial
Mise en place des conditions

temps

Choc 2
Récolte des résultats

Choc 1
Élaboration

Si l'on tente alors de singulariser le modèle, on peut dire que :
- les points 1 et 2 ont à voir avec l'étape de préparation. Le point 1 a un rapport avec l'idée brute de départ, le point 2 avec sa mise en œuvre initiale (prototype, simulation, etc.) ;
- le point 3 permet d'introduire les conditions de fonctionnement en « grandeur réelle » du processus ;
- les points 4 et 5 ont à voir avec la transformation irréversible qui doit s'opérer. On passe à la pratique en 4, on peut osciller entre 4 et 5, mais quand on est stabilisé au point 5, la transformation est définitive ;
- le point 6 permet de statuer sur la fin du processus de transformation et de poser la question de la récolte des bénéfices, de ce qui a été accompli. Trop souvent, en effet, les processus négligent cette troisième phase qui est pourtant celle qui donne tout son sens à l'ensemble !
- les points 7 et 8 sont liés à cette récolte. Le point 7 nous parle de la présentation du résultat et le point 8 de la manière de le « savourer » dans la foulée.

Derrière cette structure générique relativement abstraite, on peut, en particularisant le modèle, gérer toutes sortes de processus ayant des finalités variées. Si les étapes indiquées sont en place et respectées, notre processus sera véritablement « intelligent ». Prenons un exemple pour nous en convaincre, celui de la création d'un nouveau modèle de voiture.

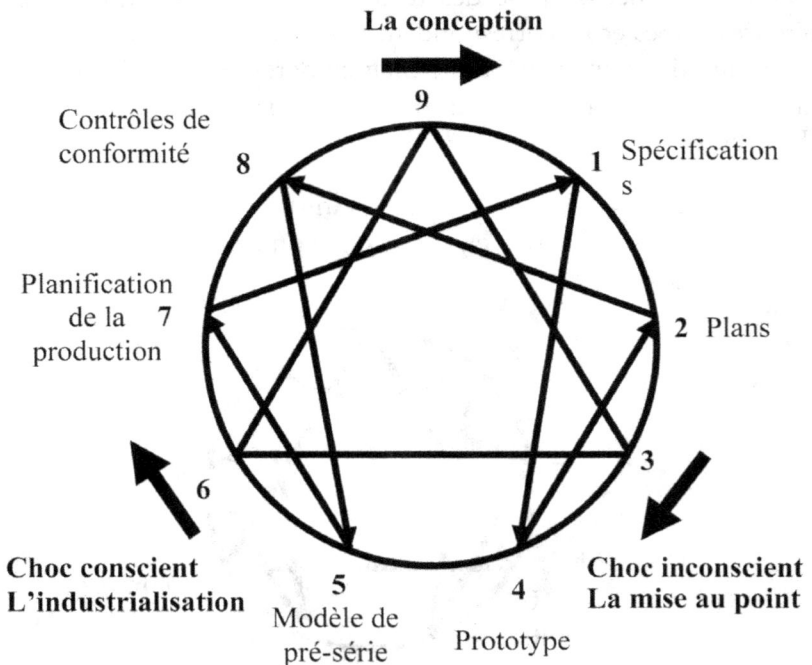

Pour créer un nouveau produit, au début, il faut faire intervenir la conception (9). Sur la base de spécifications (idée initiale, 1), on dresse des plans (simulation, 2). On passe alors en phase de mise au point (choc dénommé *inconscient* dans la mesure où cela est une suite logique et naturelle, 3).

Il y a mise en place d'un prototype (passage à la pratique, 4) et par ajustements successifs (oscillations entre 4 et 5), on parvient à un modèle de présérie (5). Se pose alors la question du passage à l'industrialisation (choc 6 dénommé *conscient* car il faut décider d'en rester là avec la mise au point qui pourrait stagner dans des boucles d'amélioration sans fin en oscillant entre les étapes 4 et 5). On planifie la production (7) et on met en place des contrôles de conformité (8) sur le véhicule final proposé au consommateur.

Les « flèches d'information » internes à l'ennéagramme se montrent alors, comme pour tout ennéagramme des processus, particulièrement explicites.

- Au point 1, la spécification est une description aussi précise que possible de ce qu'on veut réaliser. Il est donc particulièrement important d'introduire, dès cette phase, des informations relatives aux contraintes ultérieures de production et à leurs effets sur les coûts (flèche 7-1).
- Au point 2, les plans auront intérêt à prendre en compte les contraintes techniques et matérielles qui seront présentes lors de la mise en œuvre pratique (flèche 4-2), afin de permettre à la phase de mise au point de pouvoir vraiment démarrer.
- Au point 4, le prototype devra bien évidemment répondre aux spécifications posées (flèche 1-4).
- Au point 5, le modèle de présérie qui fonctionne devra être en phase avec les exigences de qualité du marché final (flèche 8-5).
- Au point 7, la planification de la production s'appuiera bien entendu sur les caractéristiques de ce qui a été développé et doit être produit (flèche 5-7).
- Au point 8, les contrôles de conformité permettent de s'assurer que le véhicule délivré est conforme aux attentes du marché et qu'il est en phase avec ce qui avait été prévu sur les plans (flèche 2-8).

Cette façon de « voir les choses » peut s'appliquer à de nombreux exemples dans des champs extrêmement variés. Elle permet de s'éviter bien des déboires quand il s'agit de créer un nouveau processus. Le modèle permet également de mieux comprendre les fondements sous-jacents de processus déjà existants, comme ceux que nous propose la nature. C'est d'ailleurs de cette façon que nous l'utiliserons dans notre dernier chapitre.

Résumons-nous

L'« ennéagramme des processus » est l'utilisation du symbole que proposait G.I. Gurdjieff à ses élèves. Elle est différente de celle qui consiste à poser sur les points des mécanismes en rapport avec la personnalité.

Ici il s'agit de modéliser tout processus ayant une valeur ajoutée et apportant un saut qualitatif. On définit un processus en six étapes qui se succèdent chronologiquement le long du cercle extérieur du symbole, sur les points 1, 2, 4, 5, 7 et 8. En utilisant les flèches intérieures de l'ennéagramme, on pose des relations particulières qui relient les différentes étapes et ne correspondent pas au cycle chronologique, mais à un circuit d'information. Une étape, pour bien se dérouler, a besoin d'une information qui lui est fournie par une étape située à l'autre bout d'une flèche dont elle est l'extrémité de fin.

Ce modèle peut trouver des applications concrètes dans tous les secteurs de la vie.

Chapitre 10

Le processus de manifestation de la conscience et ses fixations

Se poser la question de la conscience, c'est s'interroger sur ce qui nous rend fondamentalement humain. La conscience est cette notion parfois si difficile à définir qui sépare l'homme des imitations qu'on tente d'en faire par des machines et des logiciels de plus en plus sophistiqués, qu'il s'agisse de jouer aux échecs, de reconnaître des formes ou de tout autre défi que s'est donné l'étude de l'intelligence artificielle.

L'idée de conscience nous force à définir quelques concepts de base très simples.

Tout d'abord, il y a l'univers, « le tout ». Partie intégrante de cet univers, il y a « nous », qui correspond à nos individualités, et donc à nos « moi » individualisés.

Nous nous trouvons donc devant deux notions à poser : le MOI et le TOUT, sachant que le MOI s'inscrit par sa construction même comme une parcelle du TOUT. La partie du TOUT qui n'est pas moi, c'est le NON-MOI. La question de l'interaction entre ces deux sous-ensembles se pose alors. Nous sommes confrontés, d'une part, à l'action que le MOI a sur le NON-MOI, qui – si on y regarde de plus près – nous renvoie à notre « être au monde », à notre manifestation dans le monde. D'autre part, nous pouvons modéliser les éventuelles actions que le NON-MOI pourrait exercer sur le MOI, définissant en cela dans quelle mesure, parfois, nous pourrions être « agis » par le TOUT. Si l'on se place d'un point de vue matérialiste pur, cette dernière interaction n'a pas lieu d'être, dans la mesure où c'est uniquement notre perception du NON-MOI qui entraîne nos actions. Si l'on se place dans une perspective plus spiritualiste, ou même idéaliste au sens que prend le mot dans la bouche du philosophe Platon, qui consiste en fin de compte à donner un sens à l'univers, cette dernière interaction prend alors toute sa signification en renvoyant aux notions de grâce ou d'intelligence de l'univers.

Dans la suite de ce chapitre, je vous propose de raisonner sur la base de ces quatre instances, le moi, le non-moi, l'action du moi sur le non-moi et l'action du non-moi sur le moi, dont la dernière pourra être considérée comme une hypothèse de travail à valider au fil du discours posé pour les lecteurs les plus attachés à une matérialité froide de l'univers.

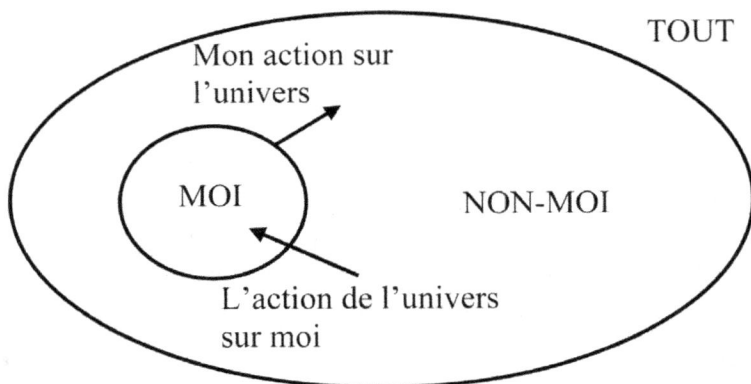

Chacune de ces quatre instances peut être considérée comme un domaine d'investissement pour la conscience. Une conscience totale ne peut exister qu'en prenant en compte les quatre.

Si nous considérons d'abord l'action du moi sur le non-moi, nous sommes renvoyés à tous nos actes et à leurs conséquences sur notre environnement. À ce niveau peut exister une première forme de conscience et nous disposons d'un outil privilégié pour y accéder : le centre instinctif, qui nous donne la conscience du corps et du mouvement.

Au niveau du moi, nous nous trouvons en face de la notion de conscience réflexive, c'est-à-dire cette conscience d'être conscient, d'avoir un moi, d'exister. Là, il s'agit de pouvoir réfléchir sur soi, de se construire des modèles de son propre fonctionnement. Pour nous y aider, nous disposons du centre mental.

Le non-moi, c'est tout ce qui est – indépendamment des représentations biaisées que nous pouvons nous en faire – et avec lequel nous pouvons entrer en relation. Le passé n'est plus, le futur est une construction mentale, le non-moi existe donc dans l'instant présent. Pour saisir ce non-moi, et même au-delà le tout dans lequel nous sommes inscrits, nous disposons d'un auxiliaire de conscience adapté : le centre émotionnel.

Enfin, les actions que l'univers exercerait consciemment sur nous évoquent un canal par lequel le tout nous informe de choses qui ne nous appartiennent pas. Pour gérer ce quatrième domaine, il nous faut un outil de conscience qui serait alors un quatrième centre que nous baptiserons *centre intuitif*.

Finalement, notre schéma peut donc se compléter sous cette forme :

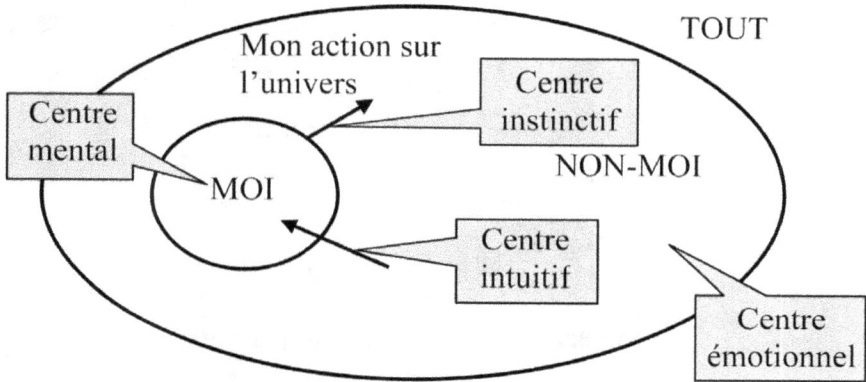

Une telle segmentation des centres trouve d'ailleurs un écho dans le travail effectué par Carl Gustav Jung sur les types psychologiques[1], dans lequel il distingue quatre grandes fonctions :
- la Pensée (*Thinking*), qui vise à analyser les circonstances de manière déductive et empirique ;
- le Sentiment (*Feeling*), qui vise à s'adapter aux autres ;
- la Sensation (*Sensation*), qui connecte corporellement à la réalité ;
- l'Intuition (*iNtuition*), qui permet de percevoir les réseaux d'interdépendance dans une vision plus globale des choses.

On retrouve quatre notions, en phase avec les quatre centres que nous avons identifiés, et qui contribuent à la Présence consciente.

La question qui se pose alors est celle de notre identité : qui sommes-nous ? Nous sommes chacun singulier, unique, combinaison d'ADN, de milieux parentaux, figurant dans une histoire distincte... Ces combinaisons ne se sont jamais produites avant nous et elles ne se reproduiront jamais à l'identique dans l'histoire de l'univers. Au bout du compte, ce qui fonde notre singularité, ce sont donc des conditions initiales spécifiques et uniques.

---

1. Jung, Carl Gustav, *Types psychologiques*, Georg.

Si l'on fixe alors un but à notre existence, il pourrait être de pleinement exploiter ces conditions initiales pour leur permettre de rayonner au maximum. Dans cette opération, nous disposons de quatre auxiliaires, les centres instinctif, mental, émotionnel et intuitif. Telles quatre lentilles de télescope, ces centres vont agir de concert pour transformer les conditions initiales en image réalisée et amplifiée.

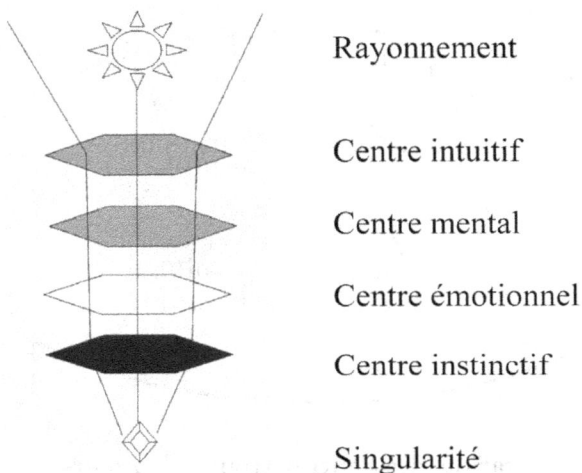

Rayonnement

Centre intuitif

Centre mental

Centre émotionnel

Centre instinctif

Singularité

Il devient alors particulièrement intéressant de positionner ses différentes notions dans le cadre d'un processus particulier, le processus de manifestation de la conscience, et d'en dégager les grandes étapes.

Le premier défi qui se pose est celui de mettre en place un support pour que la conscience puisse se manifester. Le premier sous-processus, visant à mettre en place les conditions de la conscience, sera donc celui de la manifestation. Au premier point, il démarre avec la donnée des conditions qui initient la manifestation. Au second point, on aura une concrétisation de cet élan par un corps distinct, qui va pouvoir héberger la conscience de soi. À ce niveau, il est question de frontières à l'intérieur desquelles ce que nous sommes est contenu. Cette étape correspond à la mise en place d'un corps physique, régi par des automatismes fondés sur un principe de stimuli entraînant des réponses.

Nous nous trouvons dans un fonctionnement instinctif, conçu pour répondre de manière appropriée aux situations de la vie en agissant pour assurer la sécurité et la survie. Tout fonctionne par réactivation rapide de réflexes conditionnés. À cette étape, nous dirons donc que nous avons construit le **centre instinctif**.

Ce support étant en place, la conscience dispose maintenant d'un « terrain » pour émerger.

Le processus qui suit alors est un processus d'accès à la conscience de soi, permis par la mise à disposition, à travers le processus précédent, d'un cerveau. Dans un premier temps, il s'agit de se mettre en connexion avec son environnement, avec l'univers, de vivre le fait qu'il y a soi, qu'il y a l'autre et qu'il y a la relation entre les deux. La relation à l'autre nous donnera l'occasion de nous définir et de mettre en place une perception de ce qui est nous et de ce qui ne l'est pas.

À cette étape, il est donc question de construire le **centre émotionnel**. Dans un second temps, cette conscience « inconsciente » de soi doit devenir « consciente », réflexive, c'est-à-dire capable de se voir elle-même. Il s'agit pour ainsi dire de disposer d'un miroir qui puisse réfléchir une image. Ce sera au **centre mental** d'assurer cette mission qui consiste à porter un regard sur nous-mêmes.

Avec la construction d'un centre mental, la conscience réflexive est en place. Pourtant, l'ennéagramme des processus, tel que défini au chapitre précédent, nous indique que le travail n'est pas fini. Il est nécessaire, en effet, de dérouler un troisième sous-processus, qui est celui de l'accès au « sens ». Être conscient que l'on est conscient, c'est bien, mais laissée à elle-même, cette lucidité n'a pas de sens. Et c'est d'ailleurs la difficulté à laquelle l'humanité se trouve confrontée. Car elle a développé son centre mental et, en cela, elle a bien œuvré à l'évolution entre les points 4 et 5 de l'ennéagramme du processus que nous décrivons ici. Mais si l'on se place du point de vue de ce même centre mental, on est saisi par l'impression d'être dans une impasse.

« À quoi bon ? » Ce malaise existentiel trouve son origine dans la peur de l'inconnu, une peur de considérer le troisième processus à mettre en œuvre, et qui doit nous ramener à l'unité de nous-mêmes – conformément à la symbolique du triangle exposée au chapitre précédent. Il s'agit de nous reconnecter à l'univers dont nous sommes issus, de laisser l'univers nous informer, en lâchant prise du mental pour laisser s'exprimer le potentiel que nous offre le **centre intuitif**. Et c'est le défi que l'humanité doit aujourd'hui relever : remettre le centre mental à sa juste place, comme élément indispensable à la construction de la conscience, mais pas comme aboutissement. Dans ce processus d'accès au sens, une fois passée la première étape consistant à se reconnecter à l'univers, la seconde étape naturelle est d'entrer dans son propre rayonnement conscient, concrétisant les potentialités de nos conditions initiales, en étant totalement dans la **présence** que permettent nos quatre centres, vecteurs de conscience.

Si l'on résume ces considérations sur un ennéagramme des processus, on obtient la figure suivante :

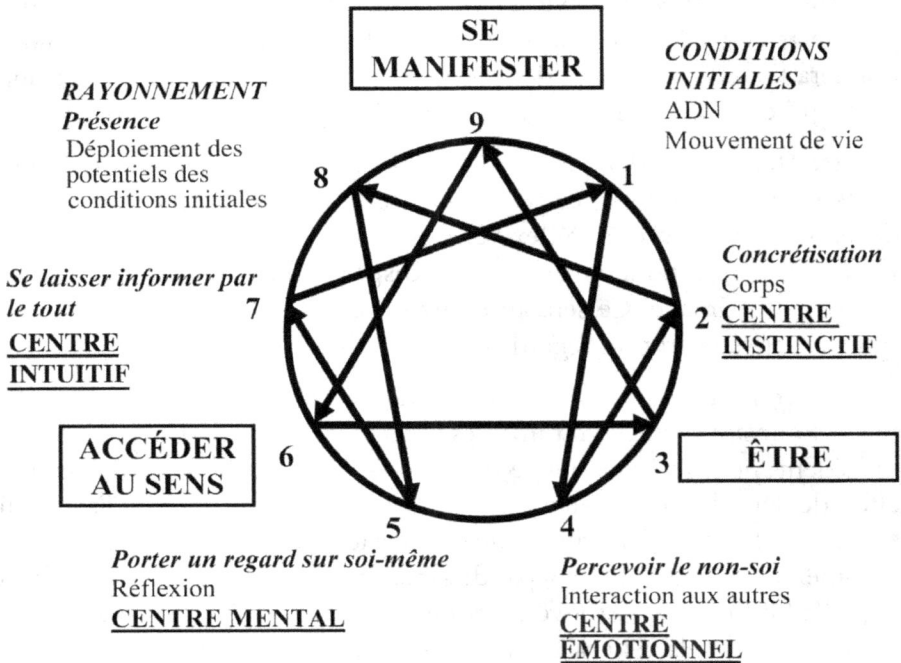

Les flèches intérieures méritent une analyse.

- 1-4 : les conditions initiales de notre manifestation vont conditionner la façon d'appréhender la relation aux autres et la façon de vivre les émotions (par exemple, une anomalie génétique entraînant une incapacité de langage aura de fortes répercussions sur le relationnel de l'individu).
- 4-2 : le vécu émotionnel lors du développement va conditionner la façon dont les conditions initiales posées vont se déployer dans la concrétisation corporelle.
- 2-8 : le rayonnement pourra s'effectuer à hauteur de ce que permettront les contraintes des ressources vitales du corps.
- 8-5 : la soif de rayonner pousse l'être humain au développement intellectuel.
- 5-7 : en acceptant les informations issues de l'intuition, l'être humain trouvera le courage du lâcher-prise nécessaire, au point 6.

- 7-1 : on peut ici se poser la question de savoir dans quelle mesure l'univers pourrait avoir une action sur la mise à jour de nos « conditions initiales », avec peut-être, en premier lieu, notre ADN…

Ce processus en six étapes présente de grandes similitudes avec des modèles fort anciens pris dans l'histoire de l'humanité, et qui ont abordé les mêmes notions que celles qui sont envisagées dans cet ouvrage.

On citera en premier lieu l'antique modèle indien des chakras, élément de base dans les pratiques répandues de yoga et dont l'objectif est d'accéder à plus de conscience. Il est question dans ce modèle de centres énergétiques qui nous connectent à l'univers. Je vous propose que nous passions en revue ces centres. Vous allez pouvoir constater, à travers leur définition traditionnelle, les points de similitudes avec notre processus :

- le premier chakra, dénommé *Muladhara chakra*, est situé par la Tradition à la racine de la colonne vertébrale, dans la zone des organes génitaux : il est relié à l'énergie vitale, un peu comme le point 1 de notre processus qui parle de mouvement de vie initial ;
- le deuxième chakra, dénommé *Svadhisthana chakra*, est situé par la Tradition dans une zone proche du nombril. Nommé *hara* dans les arts martiaux, il est le centre de l'action, comme le point 2 de notre processus qui est lié au centre instinctif ;
- le troisième chakra, dénommé *Manipura chakra*, est situé par la Tradition au niveau du plexus solaire. Il est en lien avec l'émotion, tout comme le point 4 de notre processus (centre émotionnel) ;
- le quatrième chakra, dénommé *Anahata chakra,* est situé par la Tradition au niveau du cœur, point séparant les chakras inférieurs et supérieurs en deux ensembles égaux, tout comme il existe une symétrie dans tout ennéagramme de processus entre les points 4 et 5 ;
- le cinquième chakra, dénommé *Vishuddha chakra*, est situé par la Tradition au niveau de la gorge. Il est en rapport évidemment avec le Verbe, qui est rendu possible par le centre mental, point 5 de notre processus ;
- le sixième chakra, dénommé *Ajna chakra*, situé par la Tradition entre les deux yeux et légèrement au-dessus, est un point souvent appelé le « troisième œil ». Il est relié à l'intuition, tout comme le point 7 de notre processus (centre intuitif) ;
- le septième chakra, dénommé *Sahasrara chakra*, situé par la Tradition au sommet de la tête, relie l'homme aux énergies célestes et présente des similitudes avec le point 8 (rayonnement) de notre processus.

On pourra en second lieu citer la structure du Yi-King, texte vieux de trente-cinq siècles qui fonde la civilisation chinoise.

En partant d'une opposition entre les principes Yin et Yang, le Yi-King élabore une combinatoire binaire sur six niveaux (on parle d'hexagrammes composés de six traits superposés successifs) pour arriver à soixante-quatre états distincts qui deviennent chacun porteur d'une signification. Le Yi-King étudie alors toutes les transformations possibles entre ces états. Dans chaque hexagramme, les traits ont un nom et une signification bien précise.

La structure traditionnelle d'un hexagramme est la suivante :

▬▬▬▬▬	Sortie
▬▬▬▬▬	Souverain
▬▬▬▬▬	Ministre
▬▬▬▬▬	Passage
▬▬▬▬▬	Préfet
▬▬▬▬▬	Entrée

Je vous propose là encore d'examiner ensemble la définition traditionnelle des différents niveaux. Dans les parenthèses figurent les étapes de notre ennéagramme de processus qui leur correspondent. Chacun pourra ainsi juger des niveaux de similitude qui existent entre les deux modèles.

- Avec « Entrée », on découvre la situation (*conditions initiales*).
- Avec « Préfet », il s'agit d'œuvrer, d'accomplir, de réaliser, de mettre en place et de maintenir des structures (*centre instinctif*).
- Avec « Passage », on a une position instable où il s'agit de partir à la rencontre de l'extérieur (*centre émotionnel*).
- Avec « Ministre », on a une fonction de communication entre le haut et le bas de l'hexagramme ainsi qu'une fonction d'organisation et de mise en œuvre du gouvernement (*centre mental*).
- Avec « Souverain », on a le stade le plus accompli, le lieu d'une conduite « éclairée » (*centre intuitif*).
- Avec « Sortie », on a un point d'achèvement où l'on recueille les fruits de ce qui a été accompli (*rayonnement/présence*).

Il apparaît donc que notre modèle, posé sur un ennéagramme de processus, trouve des affinités particulières avec des modèles de compréhension de la nature humaine qui existent depuis des millénaires.

Cette réflexion sur la manifestation de la conscience ne serait pas complète si l'on ne remarquait pas que l'ennéagramme de processus ainsi défini est en complète affinité avec l'ennéagramme des personnalités qui est le sujet principal de cet ouvrage. En effet, si l'on prend ce processus de manifestation de la conscience et qu'on envisage à chaque point quelles pourraient être les conséquences de rester fixé à une étape, dans une « peur » que l'étape ne présente quelque difficulté et dans une volonté de compenser cette difficulté hypothétique, on obtient neuf comportements typiques qui reprennent les mécanismes étudiés dans ce livre.

À l'**étape 9**, il s'agit de se manifester, de se poser face au monde. L'individu qui se focalise sur la difficulté potentielle à vivre cette étape n'osera pas aller de l'avant et exister réellement. Il tendra à rester dans un état fusionnel dans lequel il évite d'être vraiment là. L'important sera de maintenir un environnement invariable, sans vagues. Il développera alors des comportements de soutien et d'acceptation qui le rendront particulièrement adapté au rôle de médiateur.

Son attitude sera marquée par un oubli de soi et une tendance à vouloir, en toutes circonstances, éviter les conflits. Corollaire, il pourra être facilement porté à l'inertie, ou à la paresse. Le défi pour ces personnes sera d'oser se manifester, d'oser se poser face au monde, avec toute la dimension conflictuelle que cela comporte. Nous voici face au portrait robot de quelqu'un qui utilise trop souvent le mécanisme « quête d'harmonie ».

À l'**étape 1**, il est question des éléments de départ qui vont conditionner l'ensemble du déroulement du cycle. Il s'agit ici de ne surtout pas se tromper. Il suffit de penser aux conséquences d'une toute petite erreur dans le codage d'une séquence d'ADN pour s'en convaincre. Le moindre défaut à ce niveau va avoir des conséquences lourdes sur la suite du processus. En se focalisant sur la difficulté potentielle de cette étape, on entre dans le souci de tout faire le plus parfaitement possible, développant une attitude perfectionniste. La rigueur personnelle devient une priorité, entraînant une orientation vers des idéaux élevés. La vie ne se pliant jamais aux attentes de perfection des personnes « fixées » à cette étape, l'impatience, puis la colère seront souvent au rendez-vous. Mais la colère les éloigne de la perfection, aussi convient-il d'essayer à tout prix de l'éviter. Cette situation donne, vue de l'extérieur, des attitudes caractéristiques d'agacement contenu. Le défi, pour ces personnes, sera d'accepter que la perfection consiste à faire de son mieux, avec les contraintes de la réalité et non pas à s'attacher à ce qui aurait dû être mieux et différent dans un monde qui ne serait pas soumis aux contingences matérielles. Nous voici face au portrait robot de quelqu'un qui utilise trop souvent le mécanisme « perfectionnisme ».

À l'étape 2, il s'agit de mettre en place la structure qui servira de support pour la suite du processus. En se focalisant sur la difficulté potentielle à offrir ce support, on provoque une attitude marquée par un fort souci d'aider les autres et de leur apporter ce dont ils ont besoin. Le mécanisme peut sembler altruiste, mais il ne faut pas oublier que son but est de fonder la conscience de soi. Aussi, la raison d'être de ces comportements est-elle en fait de recevoir, en retour, une validation pour ce qui a été accompli, des remerciements. C'est un terreau favorable pour le développement d'un orgueil sous-jacent et d'une attitude face à l'autre qui peut être soit flatteuse, soit revêtue d'un dédain complet si la cause – c'est-à-dire l'espoir d'un « retour » pour ce qui est accompli – est perdue d'avance. Pour les aider dans cette attitude, les personnes « fixées » sur cette étape du processus auront tendance à éviter de reconnaître leurs propres besoins. Ils pourront ainsi être pleinement orientés vers les autres. Leur défi sera donc d'entrer en contact avec leurs besoins. Nous voici face au portrait robot de quelqu'un qui utilise trop souvent le mécanisme « aide aux autres ».

À l'étape 3, il est question d'accéder à la conscience d'être. En se focalisant sur la difficulté potentielle associée à cet objectif, il va se créer une confusion entre les notions d'« être » et de « faire ». Il s'en suivra une fuite en avant, à faire toujours plus de choses afin de pouvoir « être plus », fuite sans fin et sans espoir dans des comportements de gagneur aimant relever les défis. Dans cette dynamique, l'échec devient la pire des choses car il s'agit alors non pas d'un échec de ce qu'on a fait, mais, du fait de la confusion, d'un échec de ce que l'on est ! Les personnes « fixées » sur cette étape du processus seront ainsi confrontées à la question du mensonge : mensonge sur des échecs qui doivent se transformer en quelque chose d'acceptable, mensonge à soi-même sur qui on est vraiment. À la fin, on risque d'adopter des comportements chargés de vanité qui éloignent de soi. Le défi pour ces personnes sera d'arriver à entrer en contact avec elles-mêmes. Nous voici face au portrait robot de quelqu'un qui utilise trop souvent le mécanisme « quête de victoire ».

À l'étape 4, il est question de mettre en place le centre émotionnel, et donc de construire une capacité à éprouver des émotions. En se focalisant sur une difficulté potentielle associée à cette étape, l'individu va se structurer autour d'une capacité à vivre fortement les émotions. Les personnes « fixées » sur cette étape seront donc fières de leur sensibilité, de la richesse de leur univers intérieur qui fait d'elles de grandes romantiques. L'objectif deviendra alors de se démarquer, d'éviter à tout prix la banalité afin de pouvoir exprimer son originalité, sa différence. En cela, ce que l'autre est peut devenir générateur d'envie. C'est le travers qui s'associe à cette façon d'être. Il s'agit de prouver que le centre émotionnel est bien présent et fonctionne. Ces personnes sont par conséquent soumises à une tempête émotionnelle intérieure quasi permanente. Elles ne se sentent exister que dans les extrêmes. Le défi devient alors de devenir capable d'apprécier la beauté et la puissance qu'il y a dans les choses simples. Nous voici face au portrait robot de quelqu'un qui utilise trop souvent le mécanisme « originalité ».

À l'étape 5, il est question de mettre en place le centre mental, dont la caractéristique est de vouloir prévoir, comprendre, expliquer le monde. En se fixant sur cette étape, on entre alors dans une attitude qui vise à *ex*pliquer le monde, au lieu de s'y *im*pliquer, adoptant un positionnement d'observateur détaché du réel. L'information devient précieuse, devoir la céder, c'est perdre un peu de soi, c'est se « vider ». Aussi les comportements sont-ils souvent marqués par l'avarice. Pas forcément une avarice financière, mais une avarice de soi : on s'isole, on reste dans sa tour d'ivoire, on évite les moments de partage trop engageants. Cet isolement est aussi une prise de distance avec sa composante émotionnelle. Le défi des personnes « fixées » à cette étape sera de « recontacter » pleinement leur composante émotionnelle. Nous voici face au portrait robot de quelqu'un qui utilise trop souvent le mécanisme « explication du monde ».

À l'étape 6, pour pouvoir accéder au sens, le défi est celui d'un lâcher prise du mental, le défi de « faire confiance ». En se focalisant sur la problématique de cette étape, on génère une forte peur de l'inconnu et une aspiration à tout vouloir contrôler. Les personnes fixées ici vont développer une peur d'être incapable de se débrouiller seules. Le groupe deviendra alors la seule planche de salut et il conviendra d'être accepté par celui-ci en évitant tout comportement qui pourrait s'en faire exclure. Car une exclusion signifierait devoir s'en sortir seul. Se développe donc une forte tendance à la loyauté et au sens du devoir. Dans ce groupe envers lequel on est loyal, il faut rester vigilant pour ne pas être pris par surprise. Le développement d'attitudes de suspicion et de doute quant aux intentions réelles des autres n'est pas rare. Le défi des personnes fixées à cette étape est celui d'apprendre à faire confiance, à lâcher prise. Nous voici face au portrait robot de quelqu'un qui utilise trop souvent le mécanisme « quête d'approbation ».

À l'étape 7, il est question d'accéder à une information essentielle grâce à l'intuition. En se focalisant sur une difficulté potentielle à vivre cette étape, on aura tendance à utiliser le mental pour pallier une déficience hypothétique de l'intuition. Du coup, le mental s'emballe, l'imaginaire galope, et on crée un monde d'options et de possibles, d'ordre purement mental, afin de se garantir de ne pas rater le chemin vers lequel devrait naturellement nous guider l'intuition. Rater ce chemin, ce serait rater le sens, et rater le sens serait la souffrance suprême qu'il convient d'éviter à tout prix. En conséquence, une attitude réactive fondée sur la recherche du plaisir va se mettre en place, en étant gourmand de vivre, dans la joie et l'optimisme, avec une volonté de se tenir à l'écart du négatif. L'attitude consiste, en général, à toucher à tout, mais à ne jamais y rester très longtemps pour éviter de se faire rattraper par quelque chose de désagréable. Le défi est donc ici celui d'aller dans la profondeur des choses. Nous voici face au portrait robot de quelqu'un qui utilise trop souvent le mécanisme « optimisme ».

À l'étape 8, enfin, il s'agit de rayonner pleinement, dans la présence. En se focalisant sur une difficulté potentielle à vivre cette étape, les personnes fixées ici auront tendance à vouloir rayonner à tout prix, à faire en sorte qu'aucune faiblesse ne puisse laisser occulter leur présence. Il y aura donc tendance à trop en faire, dans l'excès, pour assurer sa place en montrant sa puissance et son courage. La meilleure façon de rayonner devient alors d'être le leader qui passe en tête et que les autres suivent. Et pour cela, il est besoin de trancher, d'être franc et sans demi-mesures. Le défi de ces personnes sera celui de l'acceptation de sa propre faiblesse. Nous voici face au portrait robot de quelqu'un qui utilise trop souvent le mécanisme « recherche de pouvoir ».

Résumons-nous

Si l'on cherche à fixer un but à notre vie, il pourrait être de pleinement exploiter notre singularité, définie par les conditions initiales de notre existence, pour la voir rayonner au maximum. Dans cette opération, nous disposons de quatre auxiliaires, les centres instinctif, mental, émotionnel et intuitif, qui, tels quatre lentilles de télescope, vont agir de concert pour transformer les conditions initiales en image réalisée et amplifiée.

Nous pouvons poser la construction progressive de ces centres dans le cadre d'un ennéagramme de processus particulier, qui pose un modèle qu'on constate être en affinité avec des modèles traditionnels de l'humanité, relatifs à la manifestation de la conscience.

Le processus ainsi défini est en complète affinité avec l'ennéagramme des personnalités qui est le sujet principal de cet ouvrage. En effet, si l'on prend ce processus et qu'on envisage à chaque point quelles pourraient être les conséquences de rester fixé à une étape, dans une « peur » que l'étape en question présente quelque difficulté et dans une volonté de compenser cette difficulté hypothétique, on obtient neuf comportements typiques qui reprennent les mécanismes que nous avons étudiés dans cet ouvrage.

Conclusion

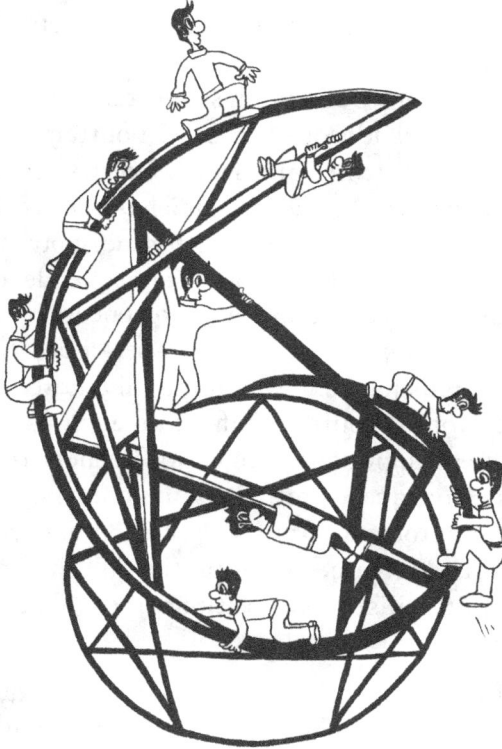

Nous voici arrivés au terme de ce voyage à la découverte de l'ennéagramme. Comme vous aurez pu le constater, l'ennéagramme est une carte très fine permettant de décrire avec une grande précision une partie des fonctionnements de la psyché humaine. Cette carte est très séduisante, et l'erreur serait d'en faire un outil pour ranger nos interlocuteurs dans des cases. En réalité, il faut plutôt considérer qu'en mettant en évidence nos mécanismes automatiques, elle met aussi en évidence ce qui ne relève pas de ces mêmes mécanismes ; c'est-à-dire qui nous sommes vraiment, dans notre essentiel. Pire, l'erreur pourrait même être de vouloir à tout prix rentrer soi-même dans un de ces mécanismes, pour avoir un profil qui nous rassure mais qui, finalement, nous enferme, au lieu d'en faire un moyen de libération de notre être véritable. Mon souhait le plus cher au moment de conclure cet ouvrage est que vous tiriez parti de ce que vous venez de découvrir dans une démarche ouverte qui vous permettra d'aller à la rencontre de qui sont vraiment les autres et, plus encore, à la rencontre de votre moi profond.

Selon le mécanisme que vous privilégiez au quotidien et qui définit votre « profil », vous pourrez vous rendre attentif à éviter certains pièges qui renforcent en définitive de façon perverse les compulsions plutôt que les éliminer. La tendance du profil 1 pourrait être d'utiliser le modèle pour critiquer les autres, en se centrant sur les aspects négatifs de chaque mécanisme, tandis que le profil 2 pourrait être tenté d'utiliser l'ennéagramme pour identifier plus facilement les zones de dépendance des autres, pour se mettre plus facilement à leur service. La tentation sera grande pour le profil 3 d'utiliser sa connaissance pour mieux manipuler les autres, alors que le profil 4 court le risque de revendiquer une appartenance à un profil supplémentaire non encore répertorié, différent de tous les autres. Le danger pour le profil 5 serait de s'abstenir d'aller au contact des autres puisque l'ennéagramme lui en dit déjà beaucoup sur eux, alors que le profil 6 pourrait en faire un outil parfait pour justifier par un raisonnement logique ses projections génératrices de suspicions envers les autres. Alors que le profil 7 argumentera potentiellement qu'il peut être plusieurs profils à la fois, le profil 8 aura tendance à décider qu'il y a des profils qu'il aime et des profils qu'il n'aime pas. Quant au profil 9, il pourrait utiliser son positionnement dans le système pour justifier son inertie.

Aussi, pour éviter tous ses écueils, soyez toujours dans l'attitude de curiosité qui est celle de l'enfant qui découvre un monde nouveau pour lui : votre propre monde intérieur. Je vous souhaite une belle découverte de vous-même.

Pour aller plus loin

La base de l'approche que propose l'ennéagramme, c'est le modèle des trois centres de l'être humain : instinctif, émotionnel et mental. Pour vraiment profiter de ce que peut vous apporter cet outil, il n'est pas possible de négliger un quelconque de ces centres. Si grande qu'ait pu être mon intention d'être à la fois complet et pédagogique dans la description de l'ennéagramme lors de la rédaction de cet ouvrage, s'agissant d'un livre, il privilégie le centre mental et une compréhension du système au niveau mental. Une compréhension complète de l'ennéagramme, sollicitant les trois centres, ne peut à mon avis se faire que dans le cadre de stages en groupe. En effet, la rencontre des autres et de leurs différences et la pratique à travers des exercices adaptés y complètent les éléments théoriques qui y sont transmis, chose difficilement envisageable avec un livre. Parmi les stages existants sur le sujet, j'ai créé un cursus progressif, complet et modulaire, répondant à une déontologie claire, à l'intérieur duquel chacun est libre de suivre les modules qui répondent à son besoin. Il est proposé dans plusieurs villes. Vous pourrez en savoir plus en consultant le site Internet qui y est dédié :

http://www.enneagramme-envolutif.com

Le site propose, outre le programme et le calendrier des stages, de nombreuses ressources dont un test de votre répartition de profils, un outil pour vous aider à éclaircir les confusions entre mécanismes, une bibliographie commentée, des téléchargements, de nombreux articles de fond sur le sujet, etc.

Vous pourrez aussi y entrer directement en contact avec moi si vous le souhaitez.

Afin de nourrir la soif de comprendre de votre centre mental en dehors des stages, voici quelques ouvrages qui pourront utilement compléter la lecture de celui-ci.

Ouvrages en français sur l'ennéagramme

Vidal, Jean-Philippe, *L'Ennéagramme évolutif*, Clefs du présent, 2009.

Beesing, Maria, Nogosek, Robert, O'Leary, Patrick, *L'Ennéagramme, un itinéraire de vie intérieure*, Desclée de Brouwer, 1984.

Chabreuil, Fabien & Patricia, *Comprendre et gérer les types de personnalité*, Dunod, 2005.

Ephraïm, *Se connaître pour guérir*, Jubilé, 2003.

Ide, Pascal, *Les Neuf Portes de l'âme*, Jubilé, 1999.

Lapid-Bogda, Ginger, *L'Ennéagramme : se connaître pour réussir*, ESF, 2007.

Lassus, René (de), *L'Ennéagramme*, Marabout, 1997.

Maitri, Sandra, *Les Neuf Visages de l'âme*, Payot, 2004.

Palmer, Helen, *L'Ennéagramme au travail et en amour*, Éditions de l'Homme, 2000.

Salmon, Éric, *La Clé de l'ennéagramme : les sous-types*, Interéditions, 2007.

Vollmar, Klausbernd, *Le Manuel de l'ennéagramme*, Guy Trédaniel éditeur, 2003.

Wagele, Elisabeth, *L'Éducation des enfants par l'ennéagramme*, Vivez soleil, 2001.

Ouvrages sur la 4ᵉ voie et l'ennéagramme des processus

Bennet, J.G., *Comment nous faisons les choses*, L'Originel, 1983.

Bennet, J.G., *Enneagram Studies*, Weiser, 2007.

Bernier, Nathan, *The Enneagram, Symbol of All and Everything*, Gilgamesh, 2003.

Blake, A.G.E., *The Intelligent Enneagram*, Shambhala, 1996.

Négrier, Patrick, *Le Travail selon Gurdjieff, l'ennéagramme, la science des idiots*, Ivoire Clair, 2008.

Ouspensky, *Fragments d'un enseignement inconnu*, Stock, 2003.

Ouvrages en anglais sur l'ennéagramme

Almaas, A.H., *Facets of unity*, Shambhala, 2000.

Hampson, Michael, *Head versus Heart*, O'Books, 2005.

Keyes, Margaret, *Emotions and the Enneagram*, Molysdatur, 1992.

Keyes, Margaret, *The Enneagram Relationship Workbook*, Molysdatur, 1991.

Naranjo, Claudio, *Ennea-types structures*, Gateways, 1991.

Naranjo, Claudio, *Character and Neurosis*, Gateways, 1994.

Naranjo, Claudio, *Enneatypes in Psychotherapy*, Hohm, 1995.

Riso, Don Richard, Hudson, Russ, *The Wisdom of the Enneagram*, Bantam, 1999.

Wagele, Elisabeth, Baron, Renee, *The Enneagram Made Easy*, Harper, 1994.

Wagele, Elisabeth, Baron, Renee, *Are you my type, am I yours*, Harper, 1995.

Wolinsky, Stephen, *The Tao of Chaos, Essence and the Enneagram*, Bramble books, 1994.

Wyman, Patricia, *Three Keys to Self-understanding*, CAPT, 2002.

Ouvrages ouvrant le champ de réflexion

Almaas, A.H., *Introduction à l'approche diamant*, Éditions du Relié, 1998.

Bennett-Goleman, Tara, *L'Alchimie des émotions*, Robert Laffont, 2004.

Clouzot, Olivier, *Éveil et verticalité*, Le Souffle d'or, 2000.

Horney, Karen, *La Personnalité névrotique de notre temps*, L'Arche, 1997.

Jung, Carl Gustav, *Types psychologiques*, Georg, 1997.

Kapra, Fritjof, *La Toile de la vie*, Éditions du Rocher, 2003.

Leloup, Jean-Yves, *Introduction aux « vrais » philosophes*, Albin Michel, 1998.

Macrez-Maurel, Joëlle, *S'autoriser à cheminer vers soi*, Éditions Véga, 2004.

Mahler, Margaret, Pine, F., Bergman A., *La Naissance psychologique de l'être humain*, Payot, 1990.

Stewart, Ian, Joines, Vann, *Manuel d'analyse transactionnelle*, Interéditions, 2000.

Teilhard de Chardin, Pierre, *La Place de l'homme dans la nature*, Éditions du Seuil, 1996.

Wilber, Ken, *Une brève histoire de tout*, Éditions de Mortagne, 1997.

www.ingramcontent.com/pod-product-compliance
Lightning Source LLC
Chambersburg PA
CBHW070913270326
41927CB00011B/2557